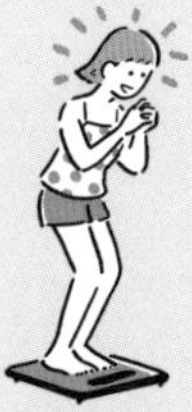

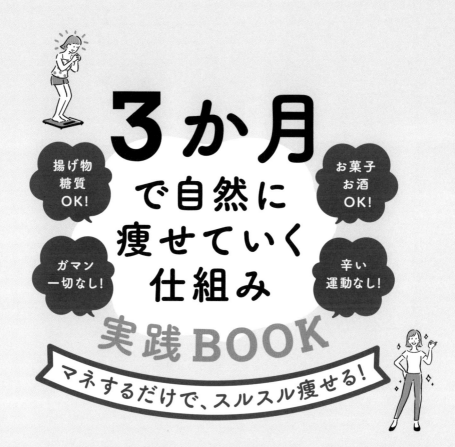

3か月で自然に痩せていく仕組み

揚げ物
糖質
OK!

お菓子
お酒
OK!

ガマン
一切なし!

辛い
運動なし!

実践BOOK

マネするだけで、スルスル痩せる!

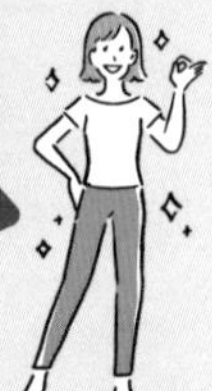

治療家・ダイエットコーチ
野上浩一郎
著

ダイヤモンド社

はじめに

ガマンは不要！　3日坊主でいいんです

「ダイエットはガマンしないといけない」

「甘いものや、こってりしたものを食べてはいけない」

「誘惑に負けない、強い意志がないといけない」


これ、全部ウソです。少なくとも、私が本書で提案する「3勤1休ダイエット」には、どれも当てはまりません。「〜してはいけない」なんて、自分を追い込まなくていいんですよ。


ガマンはいりません！

甘いもの、こってりしたもの、食べちゃいましょう！

強い意志？　いりません！

なぜなら、**「3勤1休ダイエット」は、意志力不要で、自分を甘やかしながら、いつの間にかダイエットできてしまう仕組みが構築されている**から。具体的には「3日ダイエットをしたら1日休む」。これを繰り返していきます。つまり、**3日坊主を繰り返していれば、自然に痩せられる**ということです。

この画期的なダイエット法を紹介した前著『3か月で自然に痩せていく仕組み』（ダイヤモンド社刊）は、おかげさまで多くの反響を呼びました。前著が主に、概要や理論を説明したものであったのに対し本書は、より実践的なつくりになっているのが特徴です。ダイエット中におすすめのレシピや外食メニューなども紹介しているので、**本書をマネするだけで誰でもダイエット成功という夢がかなえられます。**

「食べたらダメ」なんて言いません。

だから、挫折ゼロ、リバウンドゼロ！

本書をマネするだけであなたも必ず痩せられます。

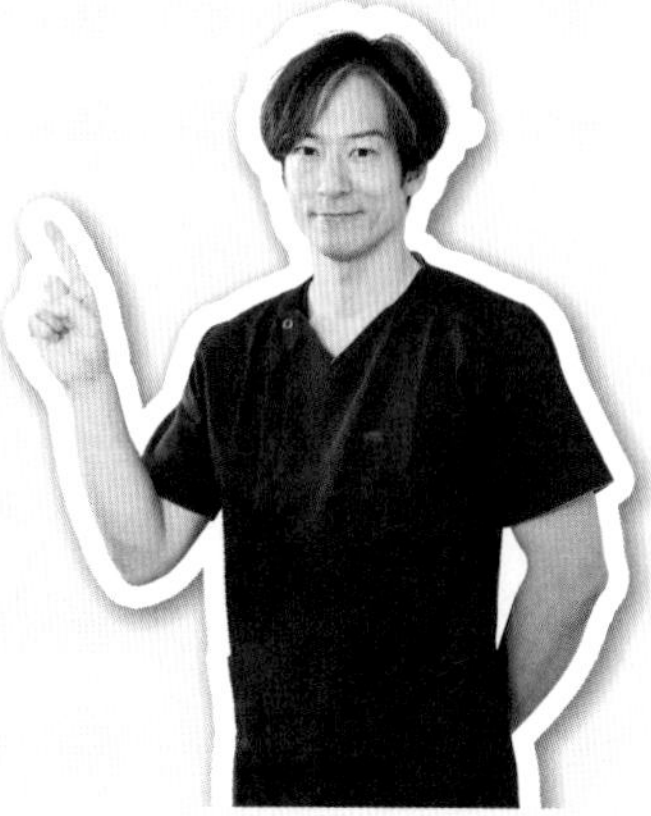

3日で見た目が変わり、3か月で一生太らない体が手に入る

「3勤1休」は3か月間行います。長いと感じるでしょうか？　しかし、**3か月行うのには理由があります**。

世の中のダイエットに溢れている短期集中型は、たしかに結果が出やすいです。1週間程度ならハードな内容でもガマンできるからです。しかし、ダイエット期間が終わると、ガマンしていた反動でリバウンドしやすくなるのが難点。また、家族の誕生日や食事会など、好きなものを食べたい日を、あえて避けて実行できるのもよくありません。そういう**イベントをどう乗り切るか、対処法を知らないままでは、いずれリバウンドしてしまう**からです。

だから、3か月がいいのです。

過剰だった糖質を控え、腸に良いものを摂って便秘やむくみが解消すると、3日目ぐらいから「見た目」の違いは表れます。その後も、体がダイエット中であることに気づかないくらい無理なく痩せられます。また、3か月あれば必ずいくつもの壁にぶち当たります。停滞期があったり、食べざるを得ないイベントが発生したり、どうしても食欲を抑えられないときがあったり。そんな**様々な困難に寄り添い、解決策を提示しながら並走していくのが本書**です。

さあ、スリムでハッピーな3か月後にむかって、一緒に進んでいきましょう。

このダイエットは、こんなあなたにピッタリです！

- □ いつもダイエットが３日坊主で終わる人
- □ 厳しく管理されるのがイヤな人
- □ 意志が弱い人
- □ 絶対にリバウンドしたくない人
- □ 手っ取り早く見た目を変えたい人
- □ 運動が嫌いな人
- □ 甘いものをやめられない人
- □ 禁酒なんて絶対無理だという人
- □ こってりしたものをガマンできない人
- □ 家族がいて食生活を変えるのが難しい人
- □ ハードなダイエットで体調を崩したことがある人
- □ シワシワ、カサカサになるのではなく、健康的に痩せたい人
- □ 今度こそ自分を変えたい人

目次

＊本書は2023年12月現在の情報に基づいています。商品やサービスは変更になることもありますので必ずご確認ください。
＊レシピの栄養計算（カロリー、糖質量、たんぱく質量）は1人前あたりのものです。
＊なお、92.3％のダイエット成功率は著者の主宰するオンラインプログラムの実績ですが、効果には個人差がありますので、本書をお読みいただいたすべての方が必ずダイエットに成功することを保証するものではありません。

PROLOGUE

3勤1休ダイエットは成功率90%以上
3か月で痩せて一生リバウンドしない！

これから3か月で、あなたは体重が自然と落ちていき、リバウンド知らずの一生太らない体を手に入れます。そのためには、「どうせ自分には無理」という思い込みを外し、ダイエットに成功する自分をイメージすることが大事。この章を読めば、そんな未来が見えてくるはず。特に、前著を読んでダイエットに成功した方々のビフォー・アフターは必見です！

実録！ 3勤1休ダイエットでこんなに痩せた！

外食三昧・お酒大好き・運動嫌いでも3か月でマイナス9キロ！

山中恵美子さん（経営者／「瞬読」創始者・52歳）

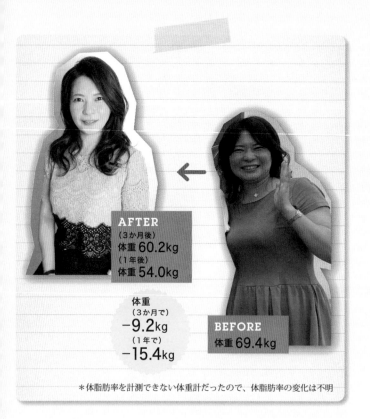

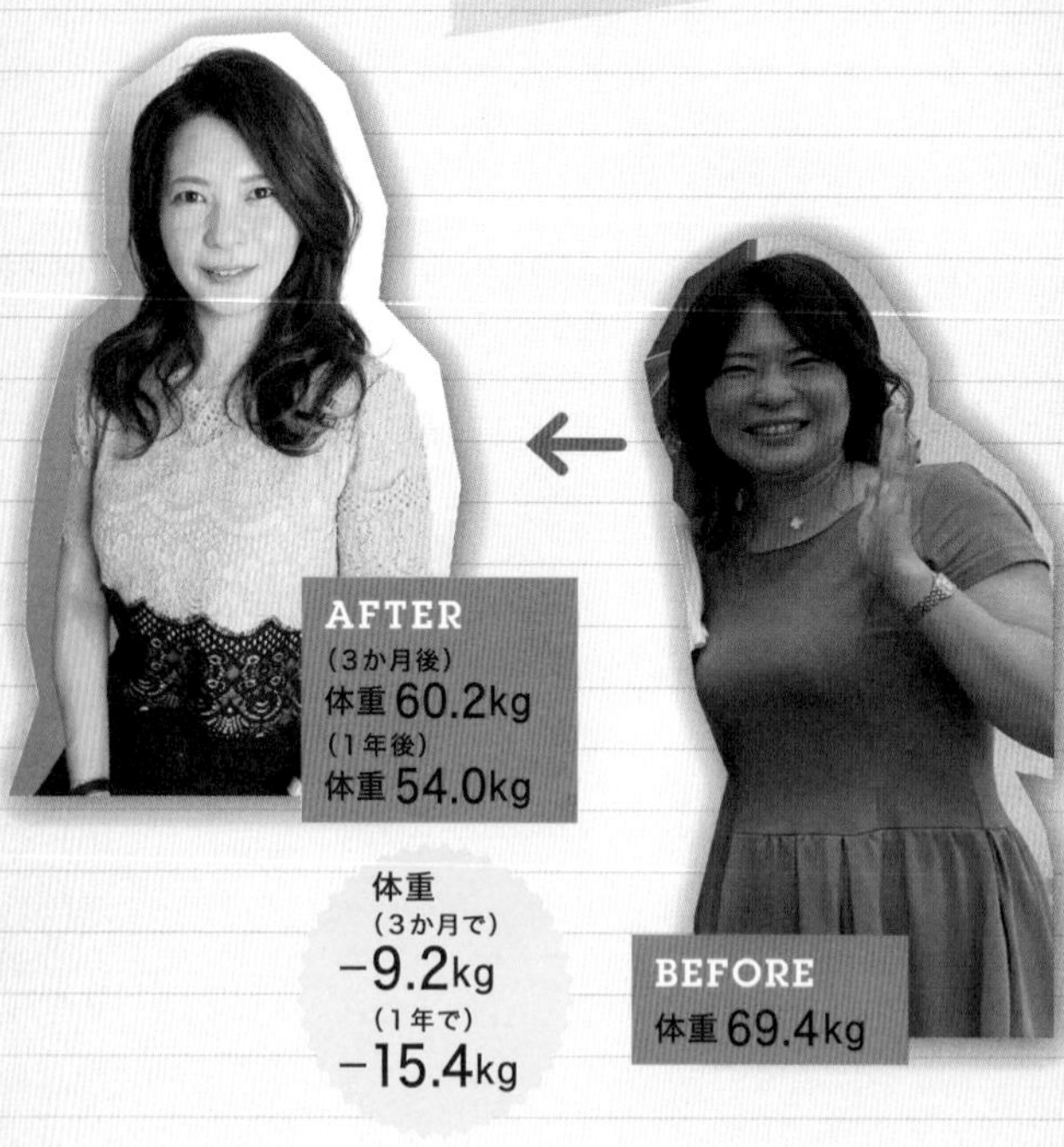
AFTER
（3か月後）
体重 60.2kg
（1年後）
体重 54.0kg
BEFORE
体重 69.4kg
体重
（3か月で）
−9.2kg
（1年で）
−15.4kg

＊体脂肪率を計測できない体重計だったので、体脂肪率の変化は不明

100万円以上かけたのに痩せなかった

経営者として多忙な生活を送る山中さんは、「外食三昧・お酒大好き・運動嫌い」。これまで数々のダイエットに挑戦してきましたが、失敗続きだったといいます。

「管理型のダイエットはストレスがすごくて、途中で逃げ出しました。それでも一応体重は減ったのですが、すぐにリバウンド。その後はパーソナルトレーニングや、お医者さんに処方してもらう通称〝痩せる薬〟にまで手を出しましたが、あまり効果がありませんでした。ダイエットに100万円以上費やしたと思います」

そんなとき、ちょうど3か月後にテレビに出

痩せて変わったこと BEST 3

1 自己肯定感が上がった

「痩せたね」「きれいになったね」と褒められるのが嬉しい！

2 洋服選びが楽しくなった

前は何を着ても似合わないから洋服にこだわりがなかった。

3 寝起きがよくなった

朝5時に起きても、昨日の疲れがまったく残っていない。

山中恵美子さんのグラフ

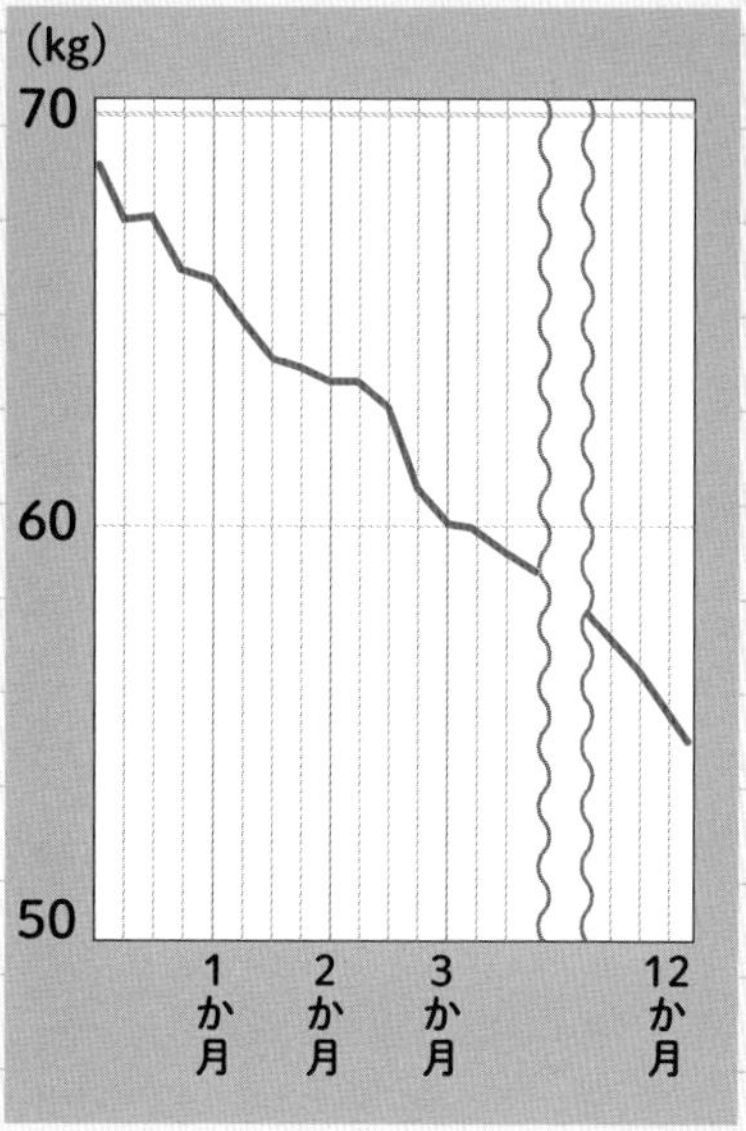

ることが決まったため、「今度こそ絶対に痩せてみせる！」と、3勤1休ダイエットを開始。

ストレスゼロで体重がスルスル落ちた！

「1か月で3キロぐらい簡単に落ちました。本に書いてある通り、それほどハードなことはしていないので、『え、なんで!?』という感じ。結局3か月で9キロ、その後も痩せ続けて合計15キロ痩せました。このダイエットは、好きなものを完全にやめなくていいので、ストレスを感じません。外食がある日はOFF（P28参照）に設定して、お酒も、ずっとビールではなくて2杯目以降は飲んでもいいお酒にしたり。バランスを取ればいいんだということを学びました。脂や糖質もゼロにするわけではないので、肌の調子もよくなりました。あんなにお金をかけても痩せられなかったのに、こんなに無理なく痩せられるなんてびっくりです。もっと早くこのダイエットに出会いたかったです（笑）」

ダイエットを宣言。「痩せてホットパンツに！」を有言実行

下間都代子さん（フリーアナウンサー・年齢非公開）

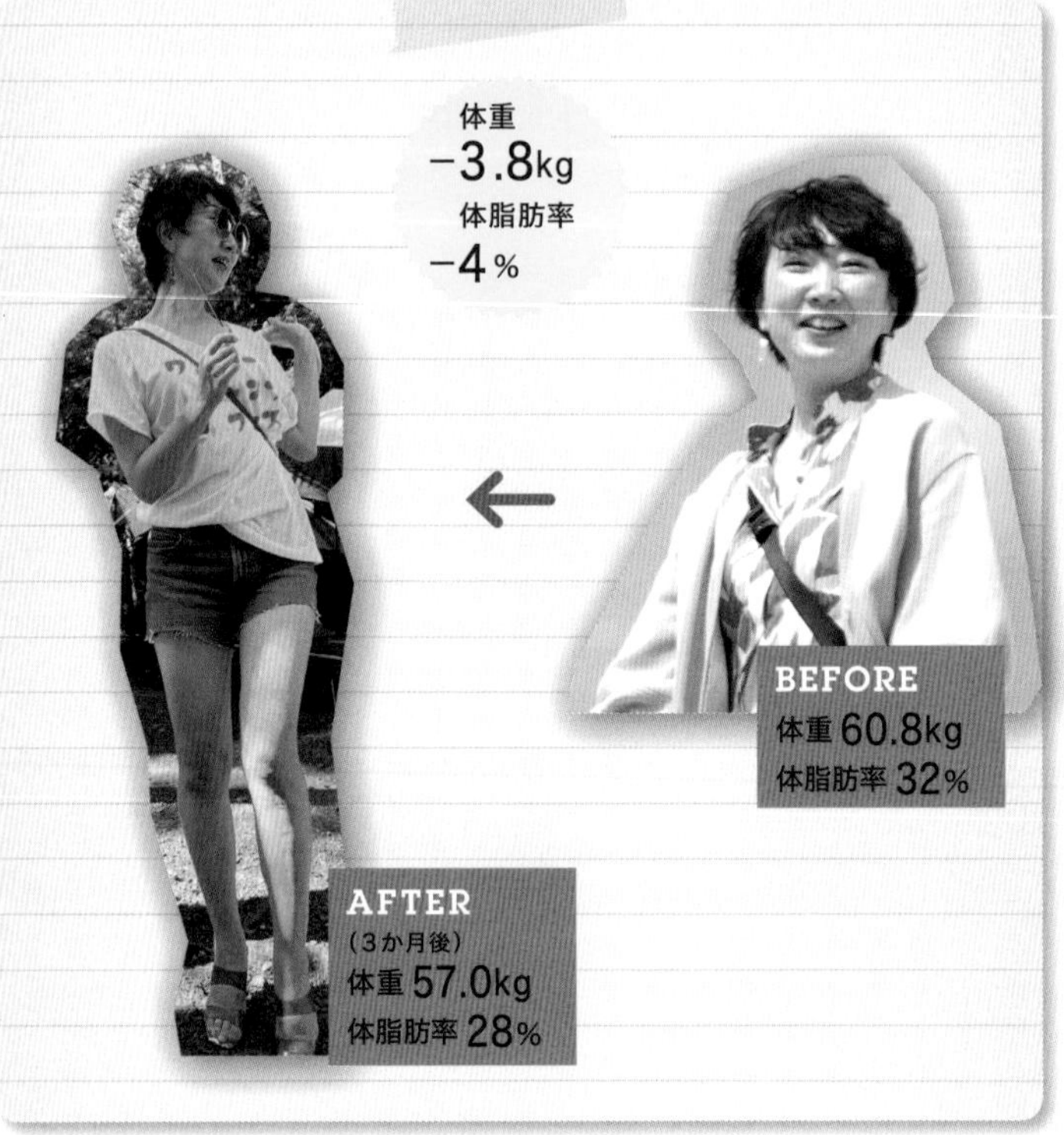

食べ過ぎていたと知ってびっくり！

思いつきでダイエットを始めて、いつの間にかやめていることが多かったという下間さん。そんなとき「3勤1休ダイエット」に出会い、意を決してSNSでダイエットを開始しました。さらに、仲間を募ってダイエットを宣言。「周りにのせられ、3か月後にホットパンツを履いてダイエットの成果を披露することに…。逃げられないので頑張りました（笑）。もともと朝食をとっていなかったので『8～10時間以内』は余裕だと思っていましたが、いざ記録してみると夜食のせいで全然収まっていないし、間食も多くてびっくり。成果をお披露目したときは、みんながキャーキャー言ってくれて、照れくさかったですけど頑張ってよかったです」

3か月でマイナス6キロ、8か月で合計マイナス9キロ！

Kさん（専業主婦・56歳）

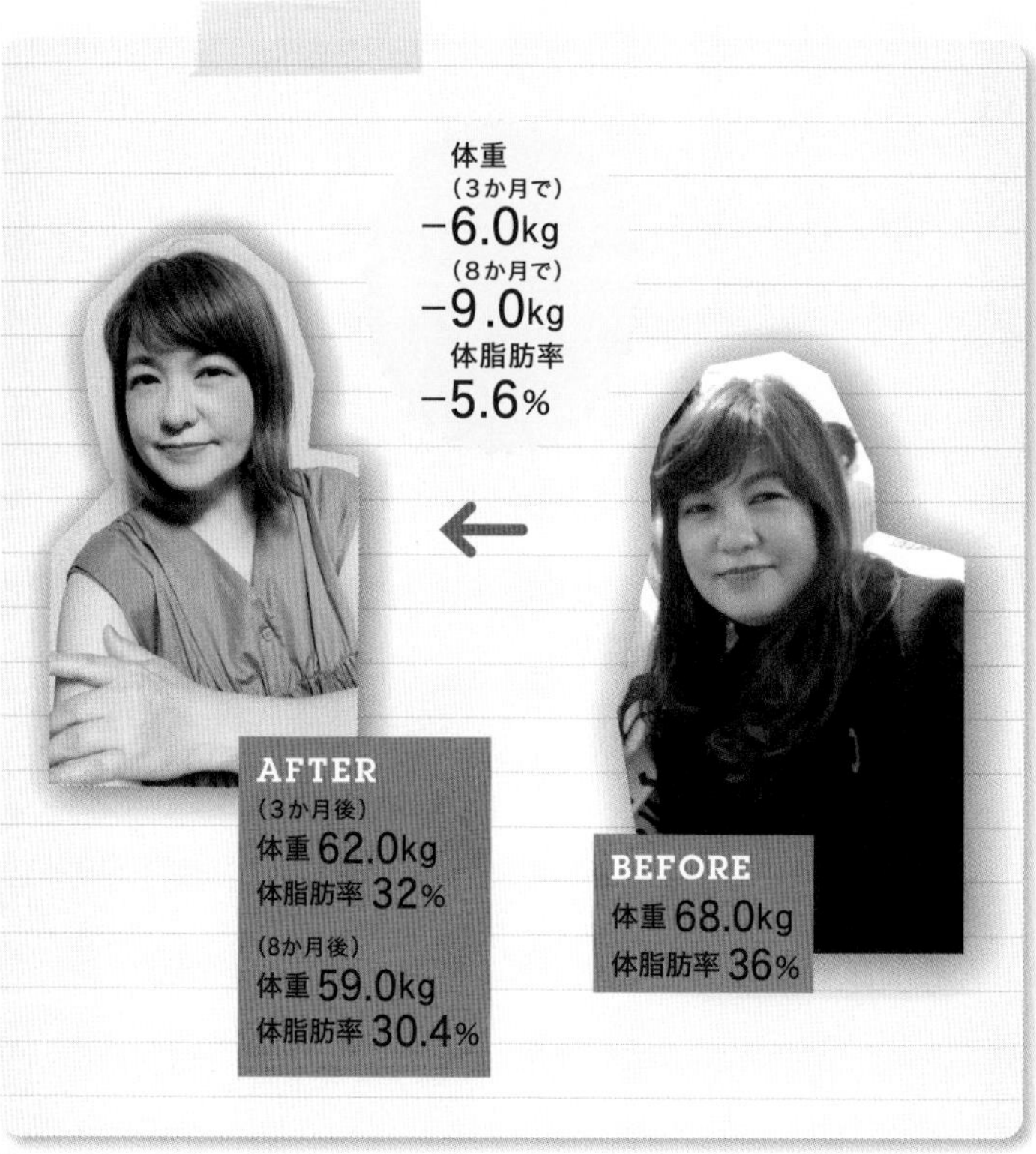

ダイエットに成功したら気持ちが前向きに

家族から「痩せれば？」と言われていたものの、「家族は辛口だからな」と気に留めていなかったKさん。しかし、友人と一緒に写った自分の顔があまりにパンパンであることに衝撃を受け、ダイエットを決意。

「家に毎日いると、朝は菓子パン、昼は麺類が定番になるんですよね。だけど、レコーディングをして客観的に見てみると、たしかにこれは太るなと反省。それをOFFの日に回すようにしただけで体重が落ちていきました。痩せて一番よかったのはマインドが変わったことです。髪形や服装など、外見を変える勇気も出ました。仕事を始めたらもっと変われる気がするので、数年ぶりに働きに出る予定です」

3か月でマイナス8・5キロ、1年で驚異の22・7キロ減！

碧さん（会社員・50代）

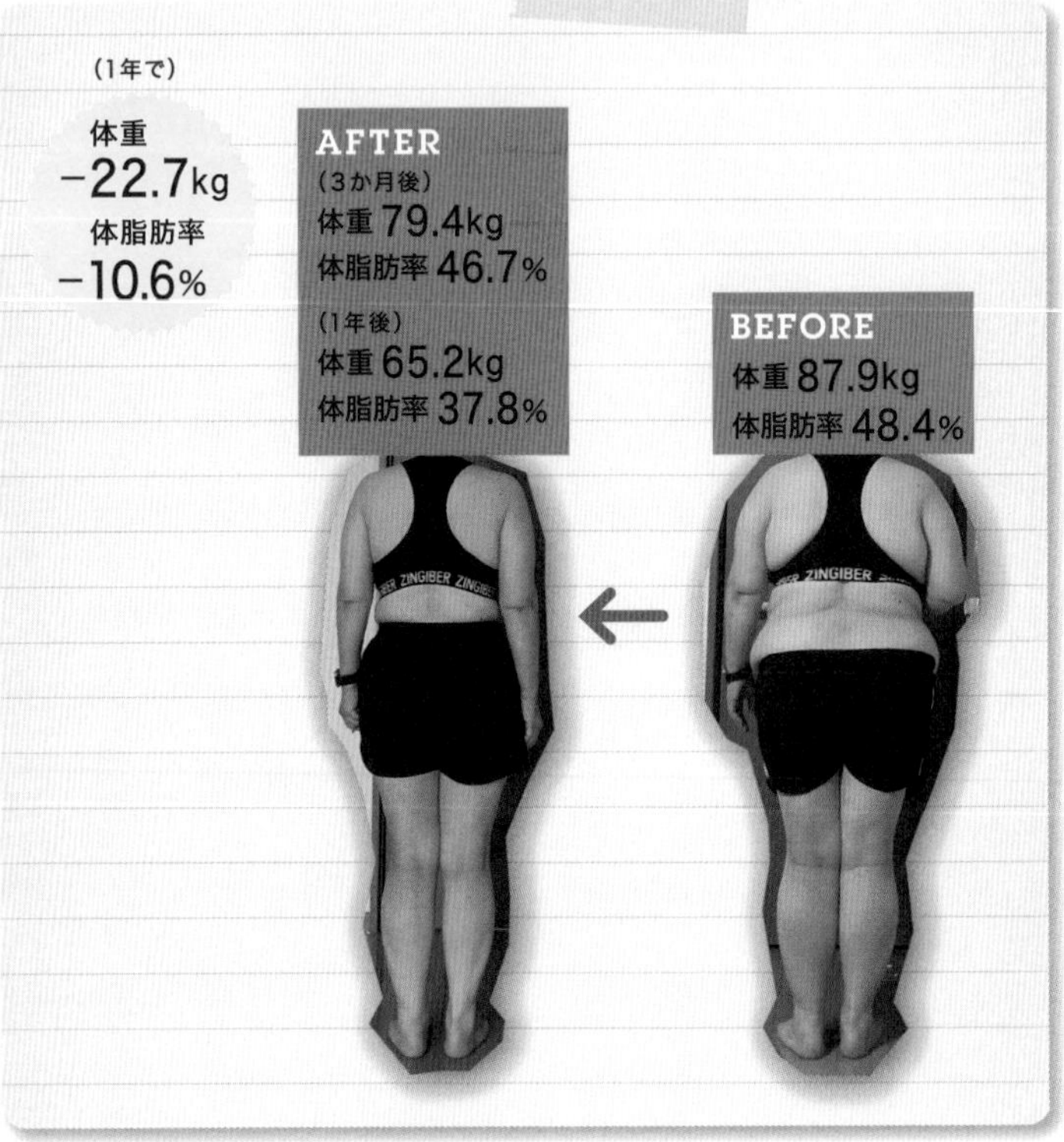

太らない食べ方が身に付いた

幼少時から順調に大きくなっていき、コロナ禍には100キロの大台に。糖質制限&ハードな運動にトライしたもののうまくいかず、過食嘔吐気味になってしまったそう。そんなとき出会ったのが「3勤1休ダイエット」でした。

「『ダイエットをイベント化しない』という言葉がストンと心に入ってきたんです。イベントにするとリバウンドするというのは何度も経験していたので、コツコツやってみようと思いました。顔と名前を隠してインスタで経過を発信していたのですが、いいね！がついたり、コメントをもらったりして励みになりました。

リバウンドもしていません。食べ方がわかったというのが大きいです。娯楽食が大好きなの

痩せて変わったこと BEST 3

1 自分を好きになった

前は自分のことが嫌いだったけど、少し自信を持てるように。

2 動くのがラクになった

転ぶから走れなかったけれど、今は気にせずラクに動ける。

3 着る服が変わった

前は４～５Lのチュニックが定番だったが、今はLかLLに。

碧さんのグラフ

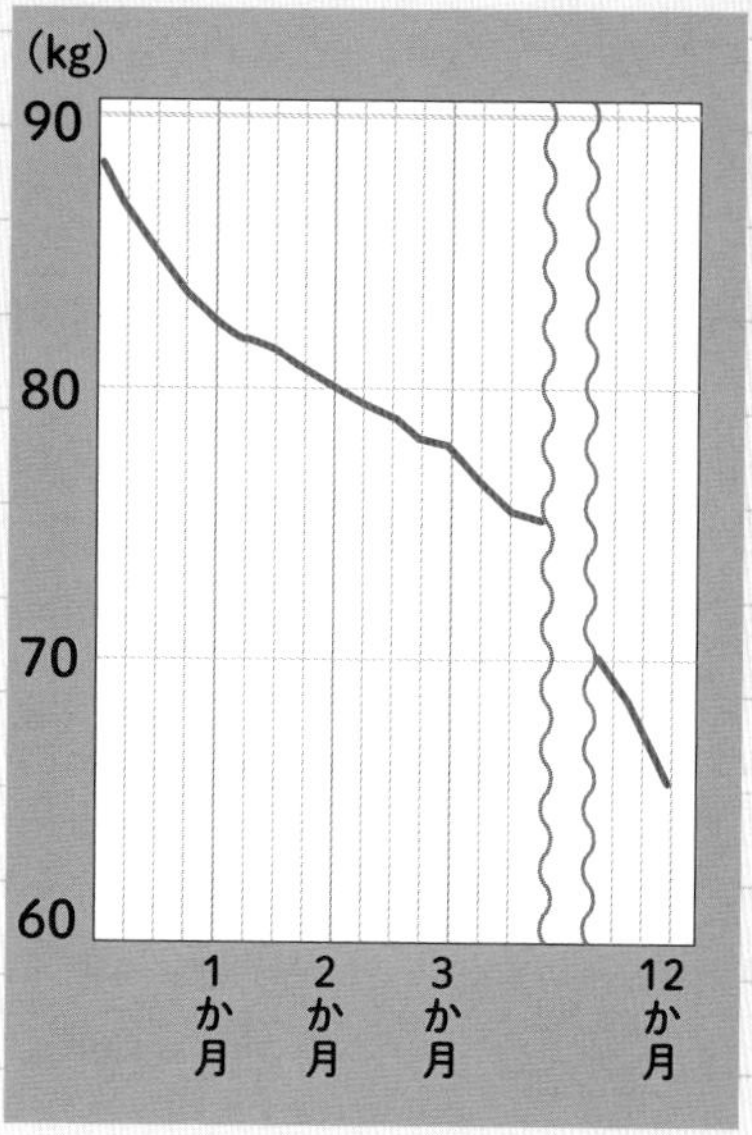

で、昔は、パスタもピザもという感じでしたが、今はOFFの日に『パスタとピザのどちらにしようかな』というふうに制限をつけ、選択できるようになりました」

OFFの日のご褒美食を考えるのが楽しみに！

「すごく痩せたので、久しぶりに会う人からは誰だか気づかれないこともあります。痩せたら着ようと思ってあらかじめ買っておいた服も、スルスル痩せてしまったため、逆にブカブカすぎて着られなくなったことも。こんなに自然に痩せられてびっくりしています。前は自分のことが嫌いで、ごはんを一人で食べにいくのもイヤでした。大きすぎて変に目立つので違和感を持って見られている気がして…。でも、今はOFFの日に何を食べようか考えて、一人で食べにいくのが楽しみになりました。この本の通りに実践すれば、私のように大きなサイズの人でもきっと痩せられますよ」

実録！
リバウンドしてません

ダイエットから2年！　さらに8キロ減に成功

市村康平さん（柔道整復師・49歳）

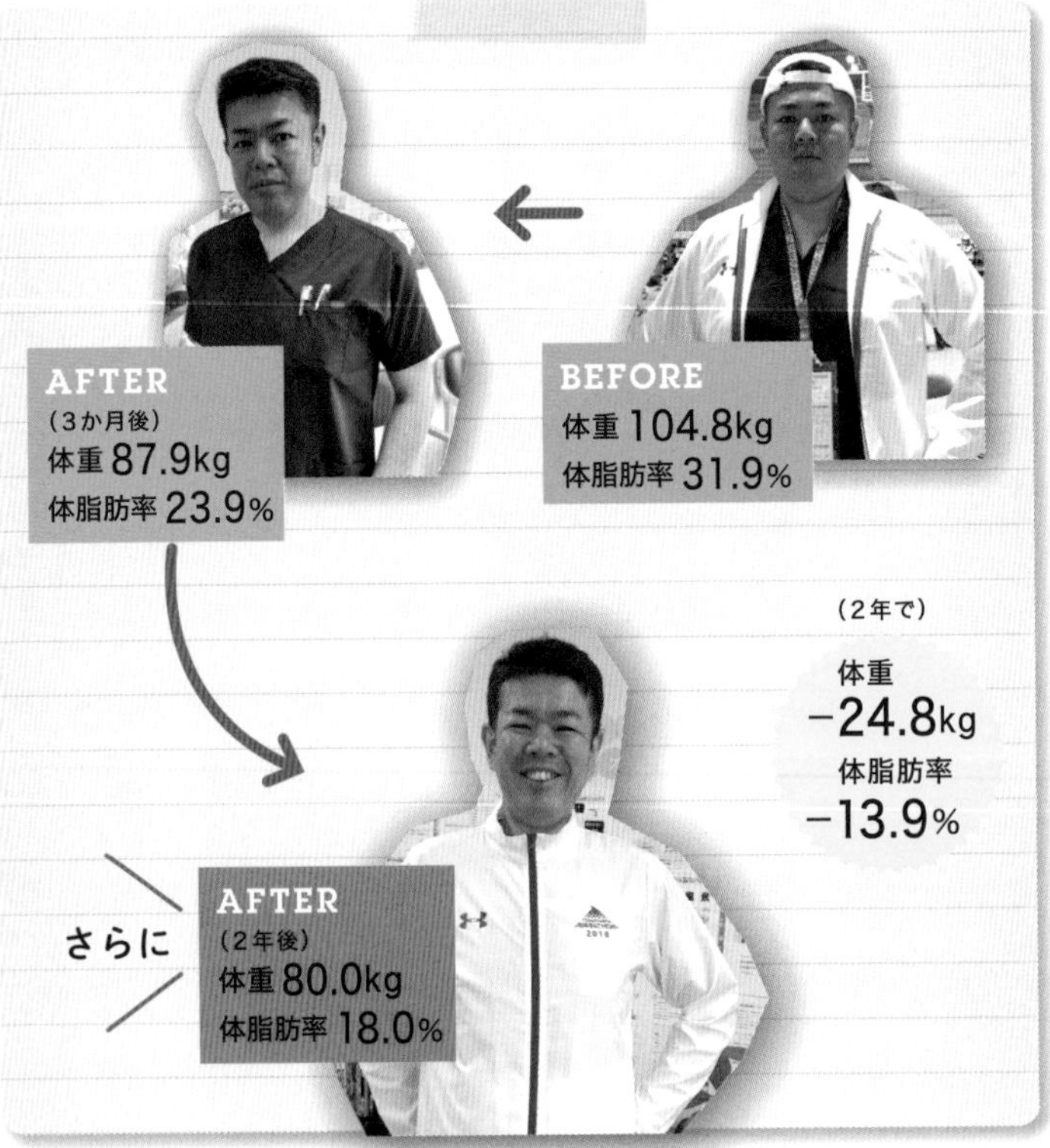
AFTER
（3か月後）
体重 87.9kg
体脂肪率 23.9%
BEFORE
体重 104.8kg
体脂肪率 31.9%
（2年で）
体重
−24.8kg
体脂肪率
−13.9%
さらに
AFTER
（2年後）
体重 80.0kg
体脂肪率 18.0%

痩せ方がわかったからリバウンドしない

　前著のビフォー・アフターにも登場してくれた市村さん。その後もリバウンドゼロ、しかもさらに痩せたということでお話を伺いました。

「75キロを目指して今も3勤1休を続けています。お正月や、ストレスがかかったときなどには体重が増えることもありますが、そのまま増え続けることはないです。ちょっと増えても、食事を調整すればすぐ元に戻るから挫折することもありません。一度でも食べ過ぎたら終わり、一度でも体重が増えたら終わり…ではないのが3勤1休のいいところです。それにしても、以前の私は本当にパンパンですね（笑）。この頃の自分に『大丈夫。3か月後には痩せられるからね』と言ってあげたいです」

データで見る「3勤1休ダイエット」

ダイエット成功者の年代

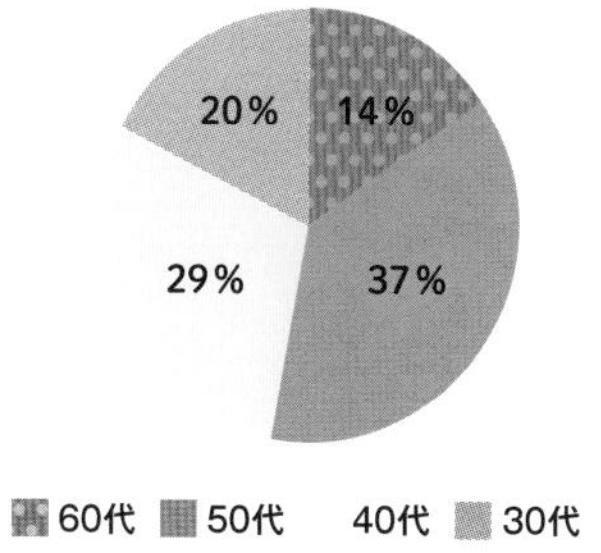

男女の割合

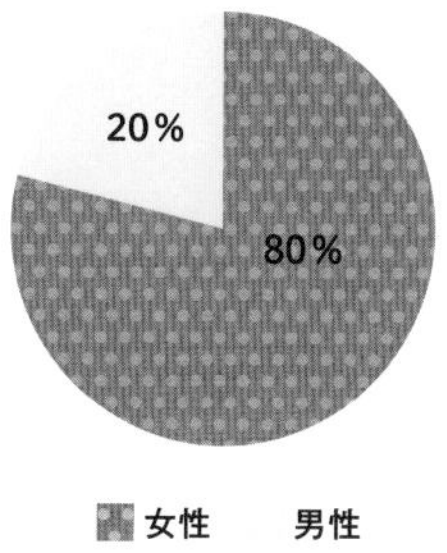

成功率 92.3%
(-3kg以上減)

3か月で減った平均

体重 **−4.9kg**　体脂肪率 **−3.7%**

「こんなことも変わった！」の声

- 薄味が好きになった
- 体が軽くなり疲れにくくなった
- 食事が少量で満足できるようになった
- 小麦が便秘の原因だと気づけた
- 運動嫌いだったのが積極的に歩くように
- 肌がツルツルになり週2回のピーリングをやめた
- 伸びなくなっていた足の爪が伸びた
- 中性脂肪が156→64に！
- 総コレステロールが227→206に
- 生活習慣が見直せた
- 気持ちが前向きになり、人生や生き方が変わった

注・著者がダイエット前後の数値を把握している方々のデータを集計したものです。

多くの場合、3日で体重が落ち始め、停滞期を経て、3か月で自然に痩せる体になる！

停滞期

ダイエットが順調に進んでいる証。淡々と続けて！

体重が急に減ると体を一定に保つために働くホメオスタシスが作動して、一時的に体重が減りにくくなる。

3rd STEP

3か月続けると生活習慣が身につき、自然に痩せていく体になる

停滞期を抜けると、またスルスルと体重が減り始めます！

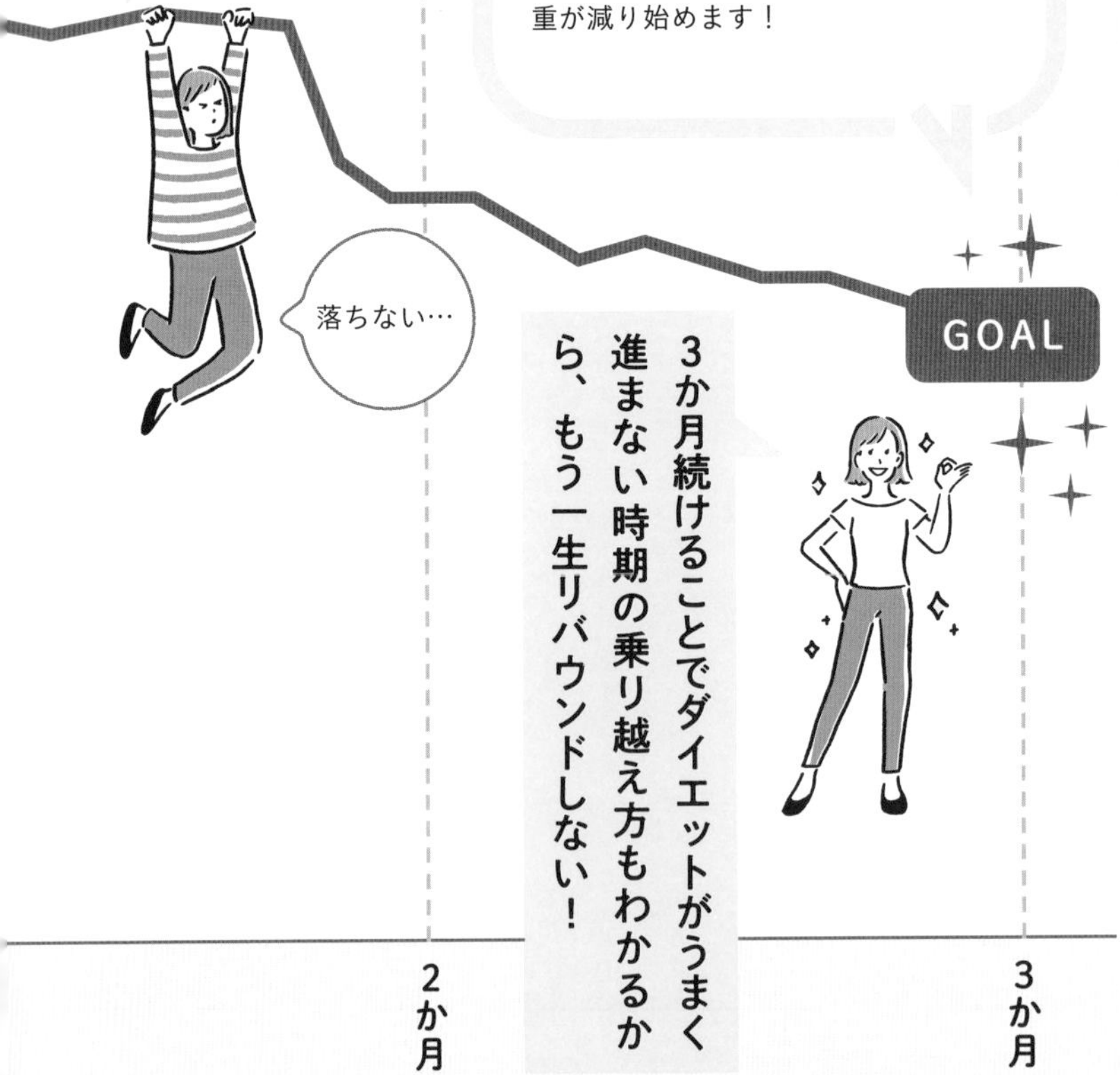

3か月続けることでダイエットがうまく進まない時期の乗り越え方もわかるから、もう一生リバウンドしない！

START

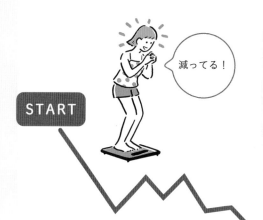

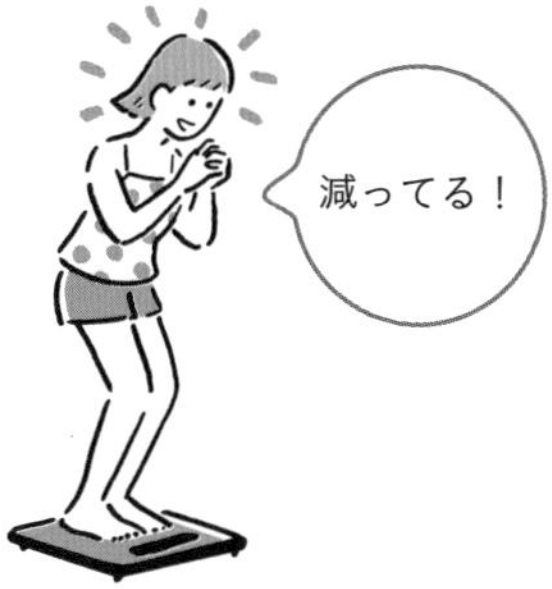

2nd STEP

続けていると
1か月たたずに、
痩せて見た目もスッキリ
してくる！（脂肪が落ちる）

実際に脂肪も落ちて、「痩せた？」と言われることも。

1st STEP

始めて3日目～1週間ぐらい
で体重が落ちる！
（糖質が抱えていた水分が抜ける）

過剰な糖質が減るとむくみがとれるのですぐに体重が減ります。でもこれは脂肪が減ったわけではありません。

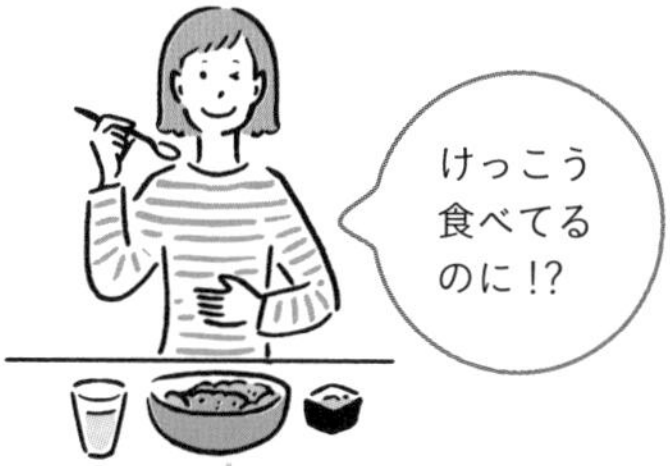

3か月間ずっとガマンなし、
辛い運動なしでOK

1か月

なぜ、成功率は9割以上、リバウンド率ほぼゼロなのか？

多くの人が**ダイエットに失敗する原因はズバリ、「ダイエットのイベント化」**にあります。「よし、今日からダイエットを頑張るぞ！」と気合を入れて、昨日までとは180度異なる生活を始めます。これまで好きなものを自由に食べてきたのに、急に糖質をゼロにする。ほとんど外出もしていなかったのに突然ランニングを始める。子どもの誕生日でも自分だけケーキをガマン。雨が降ってもガマンして走る。ガマン、ガマン、ガマン…。これではストレスがたまって当然です。そして、何かの拍子にルールを破ってしまい、挫折していくのです。

だから、**挫折しないためには、ダイエットをいかに日常に取り込めるかがカギ。**くっきり線引きするのではなく、ダイエット要素を日常にポツンポツンと配置していく。そして全体を見ると、ダイエット要素がある程度含まれている。つまり、**3日ダイエットをして1日休む。それくらいがちょうどいい**ということです。さらに「3勤1休」には**挫折しそうになったときの「抜け道」も用意**されているので、転がり落ちることがありません。また、短期集中型や他者が管理するスタイルは終了した途端、欲望が解放されるのでリバウンドしやすいのに対し、**「3勤1休」は3か月という時間をかけて、無理なく主体的に取り組める**のも特徴です。だから、成功率9割以上、リバウンド率ほぼゼロなのです。

挫折するダイエット

・食事制限が厳しい
・ひたすらガマン、ガマン、ガマン
・激しい運動が必要
・挫折しそうでも頑張るしかない

挫折しないダイエット

・厳しい食事制限がない
・ガマンすることが少ない
・ハードな運動はしなくていい
・挫折しそうになったときの「抜け道」がある

リバウンドするダイエット

・短期集中型
・他者が管理

リバウンドしないダイエット

・時間をかけて無理なく行う
・主体的に取り組む

Chapter

1

まずはやり方チェック！

実践！
3勤1休ダイエット

「3日ダイエットに取り組んだら1日休む」。これを3か月間、繰り返していきます。ダイエットモードの3日間も、極端な食事制限やハードな筋トレなどは一切ありません。お休みの1日を利用すれば、誕生日のケーキも、ママ友会も、お酒もガマンしなくていいんです。早速ルールを確認して、これから3か月間の過ごし方をイメージしてみましょう。

基本 method 01

ダイエットを始めるまでの大前提

1 痩せたらやりたいことを決める！

体形のせいで諦めていることはありませんか？ **痩せたらやりたいことを決めて、巻末の「実践ノートブック」に書きましょう。**「サイズが合わなくなったお気に入りの服を着る」「マスコット的な、いじられキャラを脱却する」「水着を着て子どもとプールに行く」「軽やかな肉体で子どもと思いっきり遊ぶ」など。時々それを見返してやる気を高めましょう。

2 ゴールを明確に！ 体重と体脂肪率の目標値を決める

「もう少し痩せたい」「できるだけ体重を落としたい」など、目標が不明瞭だと成功しません。**目標は数値化してゴールを明確に**しましょう。目標値はP128を参照。ペースは**1か月あたり現体重の2・5〜5％減が目安**です（現体重が60キロなら1か月でマイナス1・5〜3キロ減）。過度なダイエットは体の不調やリバウンドを招きやすいので気をつけましょう。

3 「今日からダイエットを始めて3か月後に〇キロ痩せる」と宣言する

一人でダイエットを始めて、いつの間にかやめている。これがダイエットに失敗する人の共通点です。誰からも何も言われることがないので、なかったことにできます。つまり、最初から逃げ道が用意されているのです。だから、それを封じるために**ダイエット宣言をしましょう。SNSで発信すると様々なリアクションを得られる**ので、やる気が高まります。

4 周りの人に邪魔されない環境を整える

旦那さんがスイーツを買ってきたり、職場でお土産が配られたり、実家で山盛りのご飯が出されたり。**ダイエットに挫折する原因の一つに、周りの人の優しさがあります**。そういう優しさは断りにくいですが、**しっかりNOを示さないと目標は達成できません**。だから、周りの人に協力してもらえるようにダイエットの環境を整えましょう。「健康診断で引っかかって甘いものを控えている」「医者から止められている」等、相手を傷つけないためのウソ（ホワイトライ）は大いにアリです。

3勤1休ダイエットの基本のルール

基本
ルール

3日続けてダイエットしたら
（ダイエットモードON）
1日必ず休む
（ダイエットモードOFF）

「3勤1休ダイエット」の大前提&最大の特徴は、たまにダイエットをお休みするということです。具体的には、3日ダイエットをしたら（ダイエットモードON）、1日休みます（ダイエットモードOFF）。仕事でもプライベートでも、休みなく頑張り続けていたら、心と体が悲鳴を上げてしまいますよね。ダイエットもそれと同じ。たまにお休みすることで、新たに頑張る気力がわいて、1歩ずつ着実に前へ進むことができるのです。

ルールはたったの3つ。次のページから、詳しく説明していきます。

ルール
1

ダイエットモードONの日は
8～10時間以内に食事!

朝、昼、晩、3食摂る時間を8～10時間以内に収めます（慣れるまでは、今より食べる時間を短縮するだけでOK)。「NG30品」（P34～参照）を代表とする高脂質×高糖質もの以外は基本的には何を食べてもかまいません。

ルール
2

ダイエットモードOFFの日は
食事制限なし

OFFの日は、食事を8～10時間以内に収める制限はありません。また、3食のうち1食は「NG30品」を含め好きなものを食べてOK。ラーメンもピザもスイーツもご自由にどうぞ！

ルール
3

必ずレコーディング!
何を何時に食べたか書くことが大事

ONの日もOFFの日も、これから3か月間は食べたものや体重などを紙に書いて記録します。巻末の「ライフスタイルシート」（P134～）に、あなたの頑張りを刻みましょう。

基本
method
03

基本ルール

「3日ダイエットしたら1日休む」の4週間イメージ

1 長い目で見て「ON3」対「OFF1」の割合になっていればOK

「3日ダイエットをしたら1日休む」が基本形ではありますが、いざやってみると予定外のことが次々と襲ってきて、その通りに進まないこともあります。例えば、ONを予定していた日に突然ママ友会に誘われる。家族に協力を仰いでいるはずなのに旦那さんが気まぐれにケーキを買ってくる。仕事でイライラしてつい、ポテチを爆食いしてしまう…など。

このように、**本来はONだった日がOFFになってしまうことはよくあります。**そういうときは、ガチガチに基本形を守らなくて大丈夫ですよ。**長い目で見てONが3、OFFが1の割合になるように調整しましょう**（4週間でOFFが7日になるようにする）。

スケジュールを組むコツは、自由に飲み食いしたい日（仕事の会食、友人とのランチ、家族の誕生日、季節のイベントなどの予定が入っている日）を、まずはOFFに設定してしまうことです。そして、残ったOFFをバランス良く配置して、あとはONに設定します。先の予定がわからない場合は、基本形でとりあえず始めてみましょう。急に予定が入ってリズムが乱れたら前後で調整してください。

もし、**うまく調整できず、ペースがわからなくなっても、そこからまたリスタートすれば大丈夫**。大切なのは、完璧に進める（転ばないようにする）ことではなく、起き上がり方を覚えることです。

ダイエットモードONを
3日続けたら1日OFFが基本形。
これを3クール(3か月)続けます

日	月	火	水	木	金	土
ON	ON	ON	OFF	ON	ON	ON
OFF	ON	ON	ON	OFF	ON	ON
ON	OFF	ON	ON	ON	OFF	ON
ON	ON	OFF	ON	ON	ON	OFF

できるだけOFFが
3日連続には
ならないように

OFFの日が2日続いても大丈夫。
その場合は、4週間で7日が
OFFになるよう設定

日	月	火	水	木	金	土
ON	ON	OFF	OFF	ON	ON	ON
ON	ON	ON	ON	OFF	ON	ON
ON	ON	ON	ON	ON	OFF	OFF
ON	ON	OFF	ON	ON	ON	OFF

あらかじめ会食などの予定が
ある日はOFFに設定

基本 method 04

ルール1

ダイエットモードONの日

1 食べている時間を今より短くする! 8〜10時間以内がベスト

あなたは昨日、朝ごはんを何時に食べて、最後に食べ物を口にしたのは何時ですか?「朝ごはんを7時頃食べて、22時頃に小腹が減ったからお菓子を食べました」という場合は、胃袋の中に食べ物が7時から22時まで、つまり15時間あったことになります。

実は、**痩せられない人の多くは、食べ物が胃に入っている時間が長い**です。食べ物が胃や腸に長時間入っていると、内臓が疲弊して消化が悪くなるうえ、インスリン(食事によって上昇した血糖値を下げるために分泌されるホルモン。血中の糖分を脂肪に換えて体にため込む働きがある)が過剰に分泌されて、脂肪をため込みやすくなるからです。

一方、**食べる時間を短くすると、内臓がスムーズに働き、痩せスイッチが入ります。その目安となるのが「8時間以内」**。現在、食べる時間が長い人は「10時間以内」に収めるだけでも効果があります。**少しずつ食べる時間を短縮**していき、まずは10時間、可能であれば8時間以内を目指しましょう。具体的な食事のスケジュールはP46〜を参考にしてください。

2 NG30品に代表される「娯楽食」はなるべく食べない

ONの日でも、極端な食事制限はありません。**糖質や脂質の多い太りやすい食べ物を控えるだけでOK**です。本書では、この「**太りやすい食べ物**」を「**娯楽食**」といいます（詳細はP34〜）。**ONの日に食べるのは「ベース食」**です。**高たんぱく・低脂質・低糖質のバランスのよい食事**を指します。加えて、脂質は魚の脂などオメガ3系の良質なものの割合を増やし「まごわやさしい」と呼ばれる体によい食材（詳細はP70〜）やビタミンB、発酵食を積極的に摂るとダイエットがヘルシーに加速していきます。ONの日におすすめの具体的なメニューはChapter2（P44〜）を参考にしてください。

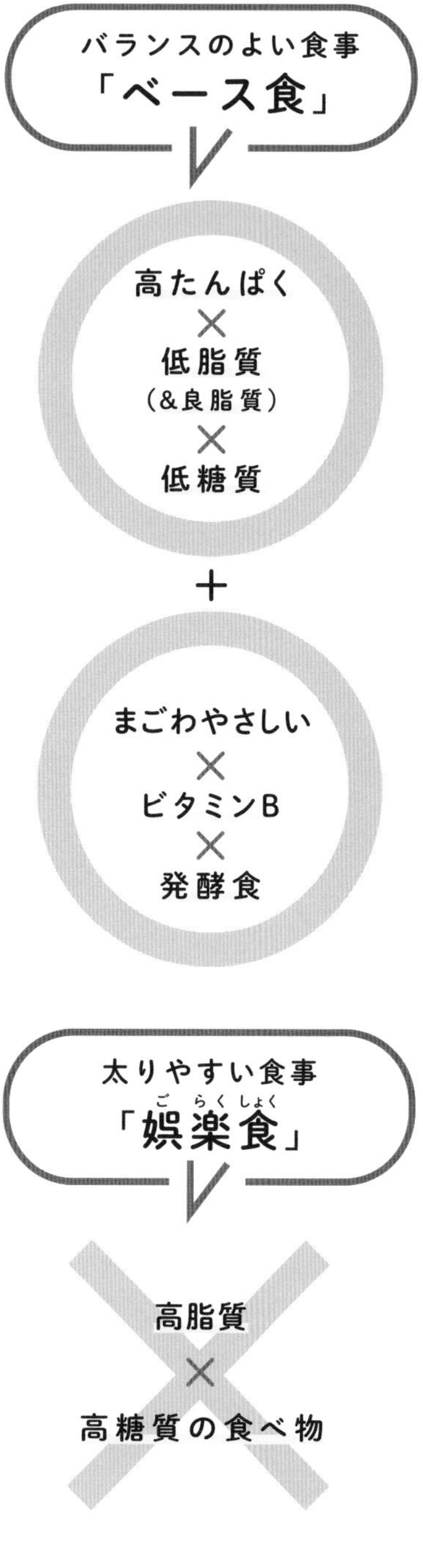

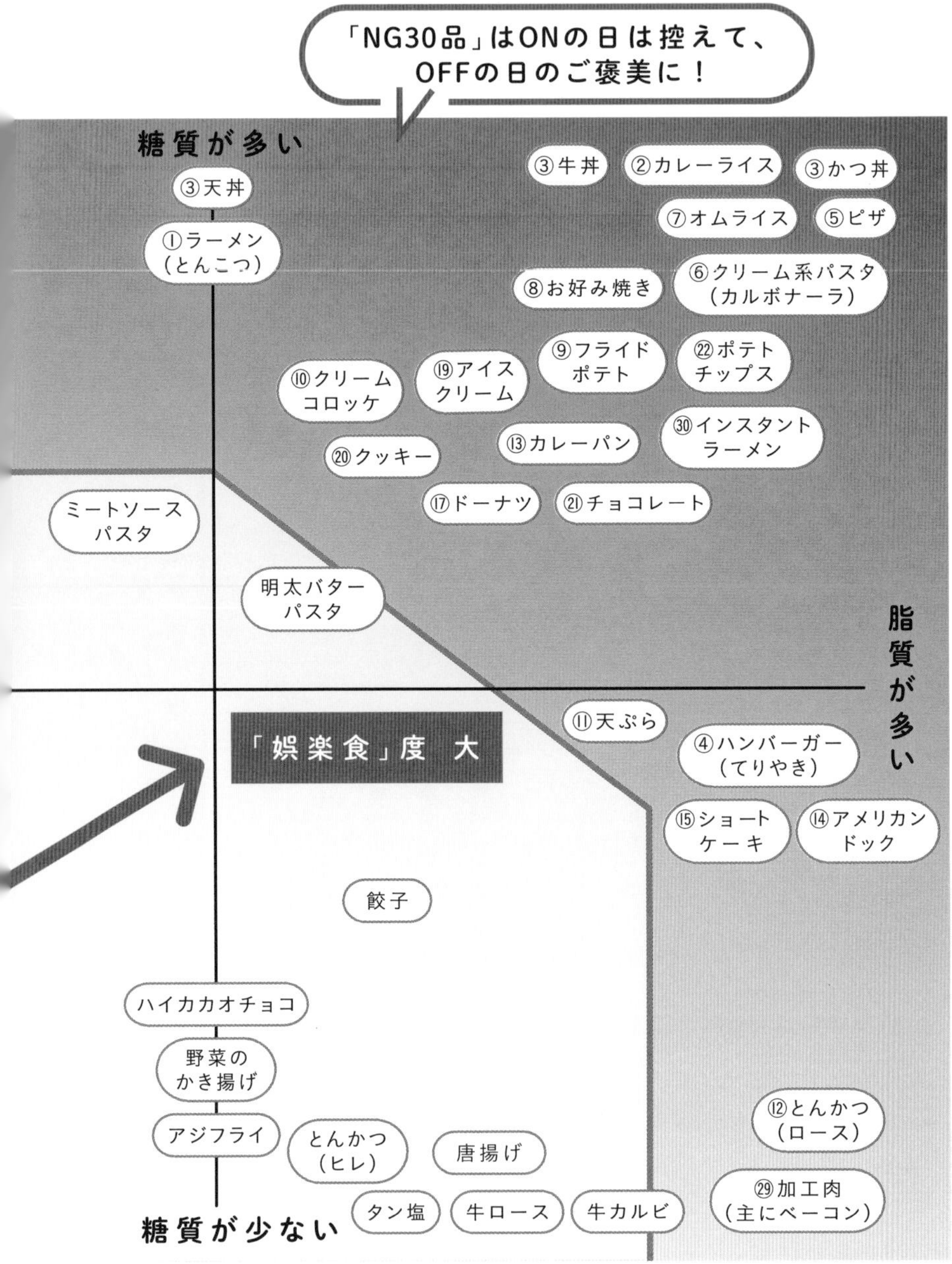

【娯楽食の考え方】

娯楽食＝「糖質が多い」or「脂質が多い」or「高糖質×高脂質の掛け合わせ」です。それぞれがどの程度含まれているかによって太りやすさは変わります。そのため、娯楽食の中でも「最凶に太りやすいもの」がある一方、ギリギリNGなものもあります。例えば、同じパスタでも、クリーム系は最凶だけど、和風系などはボーダーラインという具合。少し複雑ですが、とにかくこれだけはONの日に避けましょうという「最凶に太りやすいもの」を「ＯＮの日のNG ３０品」として紹介します。なお、丼もの（③）、粉もの（⑧）など、同ジャンルのものは同じ丸囲みの数字で表示しています。

ベース食・娯楽食の考え方

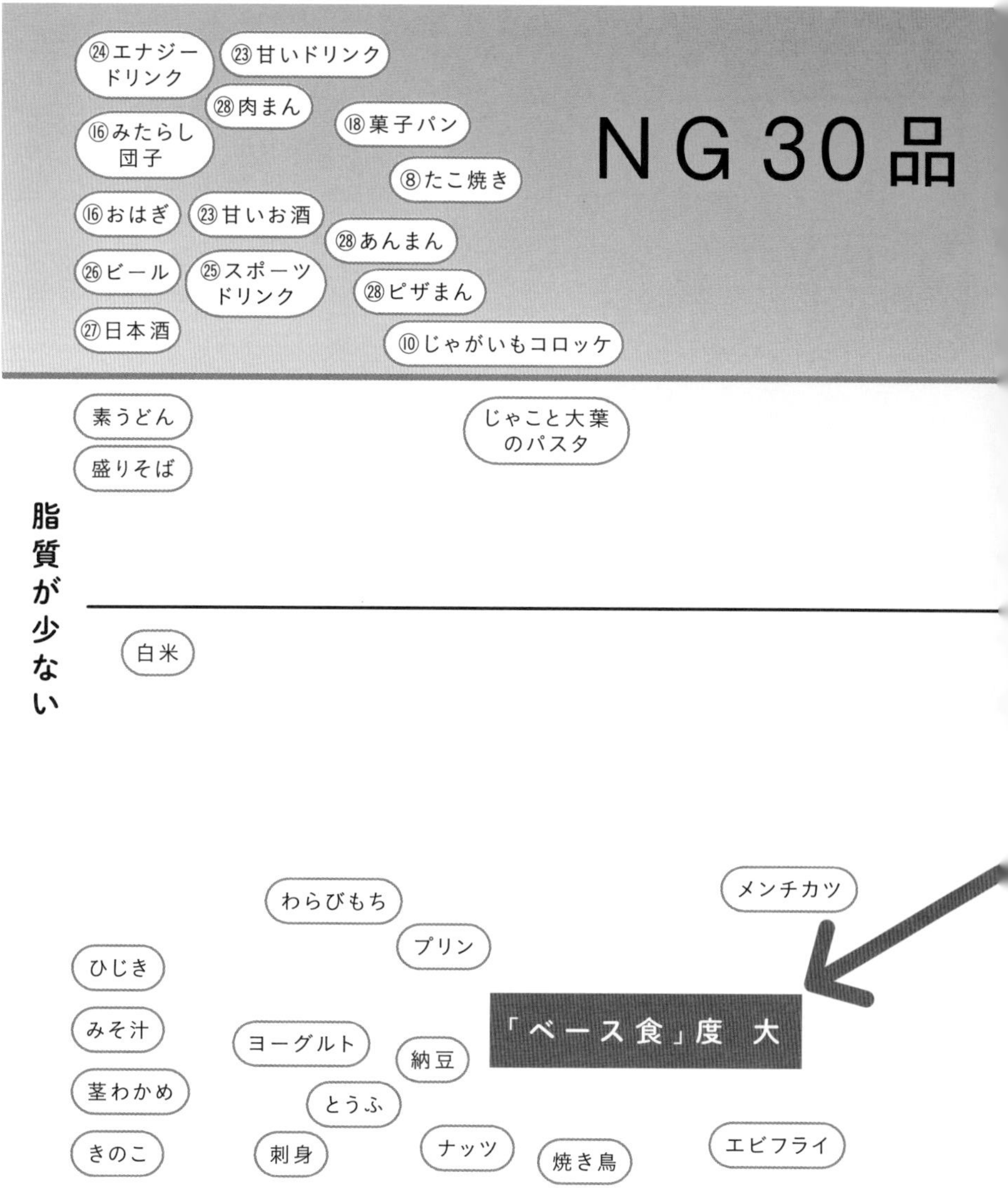

【マトリクスの見方】

縦軸が糖質、横軸が脂質の量を表しています。右上のゾーンは、糖質も脂質も多い。右下は、糖質は少ないけれど脂質が多い。左上は糖質は多いけれど脂質は少ない。左下は糖質も脂質も少ないヘルシーなメニューです。NGゾーンに入っていなくても、境界線に近いほど娯楽食度は高く、太りやすいメニューだといえます。

※食品に含まれる脂質や糖質量は、文部科学省「日本食品標準成分表2020年版（八訂）を基準にしています

※１食の量は複数の本やネットを参考にしています

※マトリクス上の場所は目安であり、使用している食材や量によって変わります

基本
method
05

ルール2

ダイエットモードOFFの日

1 食べる時間の制限はなし！

ONの日は「8〜10時間以内」に収めている食事時間も、OFFの日は気にしなくてOKです。例えば朝6時に朝食を食べて、晩ごはんが22時、つまり16時間になってもまったく問題ありません。

これを活かして、**次のようなときをOFFにするのもおすすめ**です。

□朝早くから外出する日（朝ごはんを早く摂る）
□帰宅が遅くなる日（晩ごはんを遅く摂る）
□週末（家族の食事時間に合わせる）
□子どもが習い事で帰宅が遅い日（一緒に遅い晩ごはんを食べる）
□子どもの行事用に、お弁当を作る日（早朝、できたてをつまむ）

いずれも、食事の時間が不規則になりやすい状況ですが、時間の制限がなければ難なく乗り切れます。**OFFの日は時間を気にせず食事を楽しみましょう。**

2 最凶に太りやすい「NG30品」も食べてOK

3食のうち1食は、何でも好きなものを食べてかまいません。多くのダイエットでは厳禁とされているかつ丼もOK！ ピザもOK！ ラーメンもOK！ ビールや日本酒、スイーツだってOKです。**P34〜35に載せた「NG30品」も心置きなくどうぞ。**

「太りそうでこわい」と思うかもしれませんが、ガマンしなくていいんですよ。好きなものをガマンし続けると、せっかくダイエットに成功しても、好物を解禁した途端リバウンドしてしまうからです。**OFFの1食を堪能するのも、ダイエットの一環**です。

勘違いしないで！

ここがPOINT

食べていいのは…

●OFFの日のうち1食

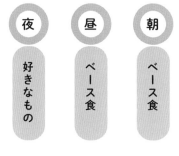

夜	昼	朝
好きなもの	ベース食	ベース食

●1品ではなく1食

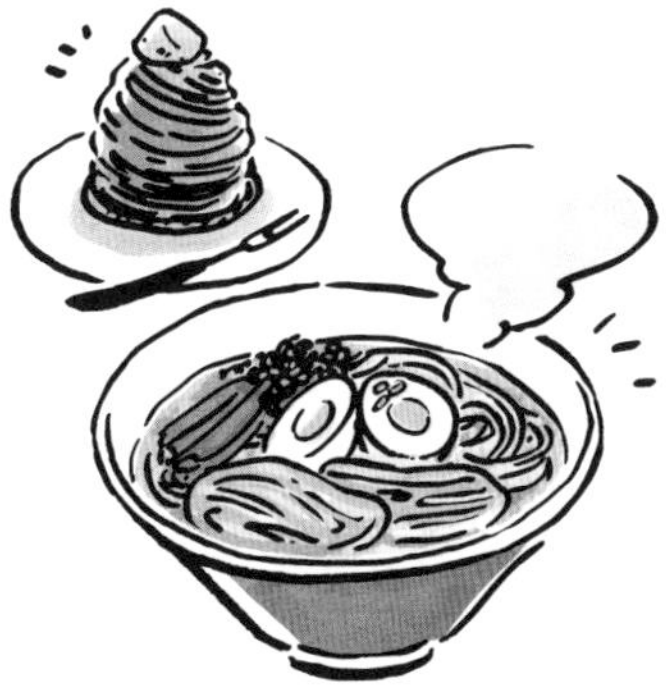

1回の食事でまとめて摂るものは「1食」と捉えてOK。ただし、お腹が苦しくなるほど食べるのはやめましょう。無理のない範囲で楽しんで。

基本 method 06

ルール3

ONもOFFも、必ず「レコーディング（記録）」

1 毎日「食べたもの」と「体重・体脂肪率」を記録する

これから3か月間は巻末のライフスタイルシートに、体重、体脂肪、何時に何を食べたかなどを記録していきます。「全然食べていないのに太るんです」という方がいますが、記録してみると「こんなに食べていたんだ！」「こんなに長時間食べていたんだ！」と驚かれることが多いです。**レコーディングを通して、食べたものを正しく把握することはとても大事。**無意識にしていたことを見える化し、客観視できるようになるので、対処しやすくなります。

2 必ず「手書き」で記録する

記録するときは、紙に手で書くのがおすすめです。手書きにすると、脳の中で注意に関わる**「RAS（脳幹網様体賦活系）」が刺激され、「ダイエット脳」**になります。すると、いちいち意志の力を使わなくても、自然とダイエットに効果的な選択や行動をとれるようになるのです。また、**「書くのが面倒だから小さな間食をやめました」**という方も多いです。

3 「レコーディング」を続けるための3つのコツ

①**スマホ連動の体重計を使う**　アプリと連動した体重計に乗れば、自動的に計測時間・体重・体脂肪がスマホに転送されます。転送機能がない体重計を使う場合は、体重計の数字をスマホで撮影しておきましょう。その場でメモする必要がないので好きな時間に書き込めます。

②**食事をスマホで撮る**　食べる前に撮影しておけば、時間とメニューを簡単に残せます。

③**空き時間に少しずつ書き込む**　一度に書こうとすると大変なので、書けるときがあれば、その都度記入しましょう。ライフスタイルシートをコピーして持ち運ぶのもおすすめです。

ATTENTION!

3勤1休ダイエットをやっても
痩せない…という人は、
ほぼ100％レコーディングを
していません。
レコーディングは実は痩せる
ための最重要ルールです！
必ずやりましょう。

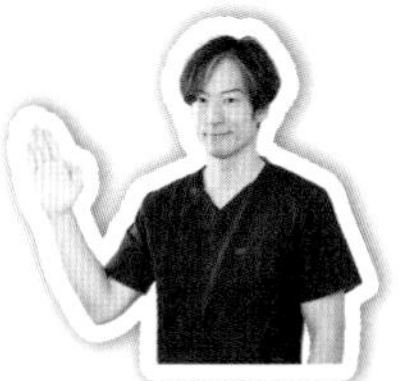

ダイエットをすると決めた日から巻末のライフスタイルシートにレコーディングを始めましょう！

（P134）

基本ルールについてのQ＆A

Q

好きなものが娯楽食ばかり…！自由に食べられなくなるのが辛い

A

ポテトチップスやラーメンなど、娯楽食はどれもおいしいですし、無性に食べたくなりますよね。私がダイエット指導をしている方もみなさん、娯楽食が大好き。だから、始める前は口をそろえて「大好物を自由に食べられなくなるのが辛い」「ONの日にガマンできても、OFFの日にドカ食いしてしまいそう」と言います。ところが！　結論から言うと意外と大丈夫。なぜなら、**娯楽食というのは体が本来求めている食事ではなく、脳が勘違いして欲している食べ物**だからです。口にすると「おいしい！　もっと食べたい！」という脳内ホルモンが分泌されて、食べないとイライラしたり、食べてもまたすぐに欲しくなったりするのです。しかし、**これらの症状は私の肌感覚だと2～5日で抜けていきます。**脳が暴走しなくなっていくので、思っているよりもラクに取り組めますよ。

Q

旅行やイベントなどがあると食べ過ぎる

A

はっきり言います。**好きなだけ食べちゃってください！** もちろん、「3勤1休」を守ることは大切です。でも、せっかくの旅行で、現地の特産物やホテルのビュッフェなど、特別な食事を堪能できる機会なのに、それをガマンするなんて辛すぎますよね。少なくとも私は耐えられません（笑）。**こういうときに一番よくないのは、「どうせ食べるのに、食べないように気合を入れて、そして結局食べてしまい、ストレスを感じること」**です。だったら、楽しんでストレスなく食べたほうが太りません。気持ちの問題ではなく、脳科学的にそれは証明されています。

2〜3日の旅行であれば、2泊3日、全部OFFにして大丈夫です。2〜3日だけで太ることはありません。旅行後に体重が増えるのは、実際に脂肪がついたわけではなく一時的なものなので、そこからまた3勤1休を始めてリカバリーしていきましょう。

ただし、**1週間ぐらい旅行に行く場合は、さすがに毎日OFFだと食べ過ぎになってしまうので、メニュー選びに一工夫**必要です。Chapter2で紹介している、太らないメニューの考え方や外食の選び方を参考にして、3勤1休に取り組んでください。

Q 食事を8〜10時間以内にするのが難しそう

A これはたしかに、難しそうに感じますよね。おすすめは、P54〜の「**朝ごはんをスムージーやプロテインに置き換える**」です。これらは固形物が含まれていないため食事の時間にカウントしなくていいうえ腹持ちがいいので、どんなライフスタイルの人でも実践しやすいです。「お腹がすいちゃうかも」と心配かもしれませんが、**たとえ空腹を感じたとしても、それは体が痩せようとしている証し**です。しめしめと喜びましょう。

Q 生理前や更年期にさしかかっていても3勤1休に取り組んで大丈夫？

A 基本的には、ダイエットよりも体調が優先です。そもそも、本書のダイエットは極端な食事制限やハードな筋トレを強いるものではなく、暴飲暴食を控えて、3大栄養素をバランスよく（高たんぱく・低脂質・低糖質）摂取するものです。したがって、**むしろダイエットをしているほうが、体調がよくなることも**あります。生理前や更年期にさしかかっているときに、より体調が整いやすくなるポイントを紹介します。

【生理前】**体重が一時的に増加することがありますが、むくみや便秘、食欲の増加などが**

原因であることが多いです。ライフスタイルシートに書き込んでおけば、自分の体重が変化するリズムがわかります。この期間中は、いつも以上にベース食＋まごわやさしい食材を積極的に摂り、適度な休息やリラックスする時間を確保することが大切です。

【更年期】エストロゲンの減少によって脂肪が燃焼しにくくなります。そのため、若いころと同じ食生活をしていると体重が増加しやすくなるので注意。骨密度や筋肉量も減少しやすいので、カルシウムの摂取や、プチ筋トレ（Ｐ１２０〜を参照）を積極的に行いましょう。心身の不調を和らげる大豆イソフラボン（納豆、豆腐、油揚げなど）の摂取もおすすめです。

Q

3勤1休は、3か月が終わってもずっと続けないといけないの？

A

続けていると、どんどん痩せていきます。ですから3か月が終了し、その体重を維持したい場合は、同じペースで続けないほうがいいです。2勤1休にしたり、娯楽食を食べる頻度を増やしたりして、ルールをゆるめていくとよいでしょう。**少しずつ様子を見ながら、体重をキープできるラインを見極めて**ください。そのためにも、**体重計には引き続き毎日乗るのがおすすめ**です。もし、さらに体重を落としたいということであれば、もちろん3か月以降も続けていただいてかまいません。

Chapter

2

マネするだけでOK! ダイエットON日の食べ方とおすすめメニュー

この章では、ONの日におすすめの朝・昼・晩ごはんを具体的に紹介します。メニューの考え方や、主菜を作るときのポイントも記しているので、まったく同じ料理をマネするのはもちろん、自由にアレンジすることも可能です。さらに、外食時のおすすめメニューも、人気のファミレスやコンビニ別に掲載！　読むだけで、太らない食事の摂り方が自然と学べます。

ダイエットON method 01

食べられる8〜10時間をどこに設定するか

パターン1 朝・昼・晩、しっかり食べたい場合は…

ダイエットモードがONの日、食事できる8〜10時間の設定の仕方は、2パターンあります。**1つは、「朝・昼・晩、しっかり食べたい場合（1日3食）」**。もう1つは「朝ごはんは飲み物だけでいい場合（朝はスムージーorプロテインに置き換える）」。それぞれ、理想的である「8時間以内」と、8時間以内が難しい人におすすめの「10時間以内」の具体例を紹介します。

左の図は**「朝・昼・晩、しっかり食べたい場合」に24時間のうち、どのタイミングで食事をとると、「8時間以内」「10時間以内」に収まるかを示したもの**です。

朝ごはんが遅くてかまわない方は、10時に食べると晩ごはんは18時（10時間以内なら20時）になります。朝は遅く摂れないけれど晩ごはんを早められるなら、例えば7時に朝食、15時に晩ごはん（10時間以内の場合は17時）という具合に調整してみてください。

1日
3食

こんなライフスタイルの人に

・朝ごはんをしっかり食べたい人
・朝ごはんが遅めに食べられる人
・晩ごはんが早めに食べられる人

8時間パターンならば…

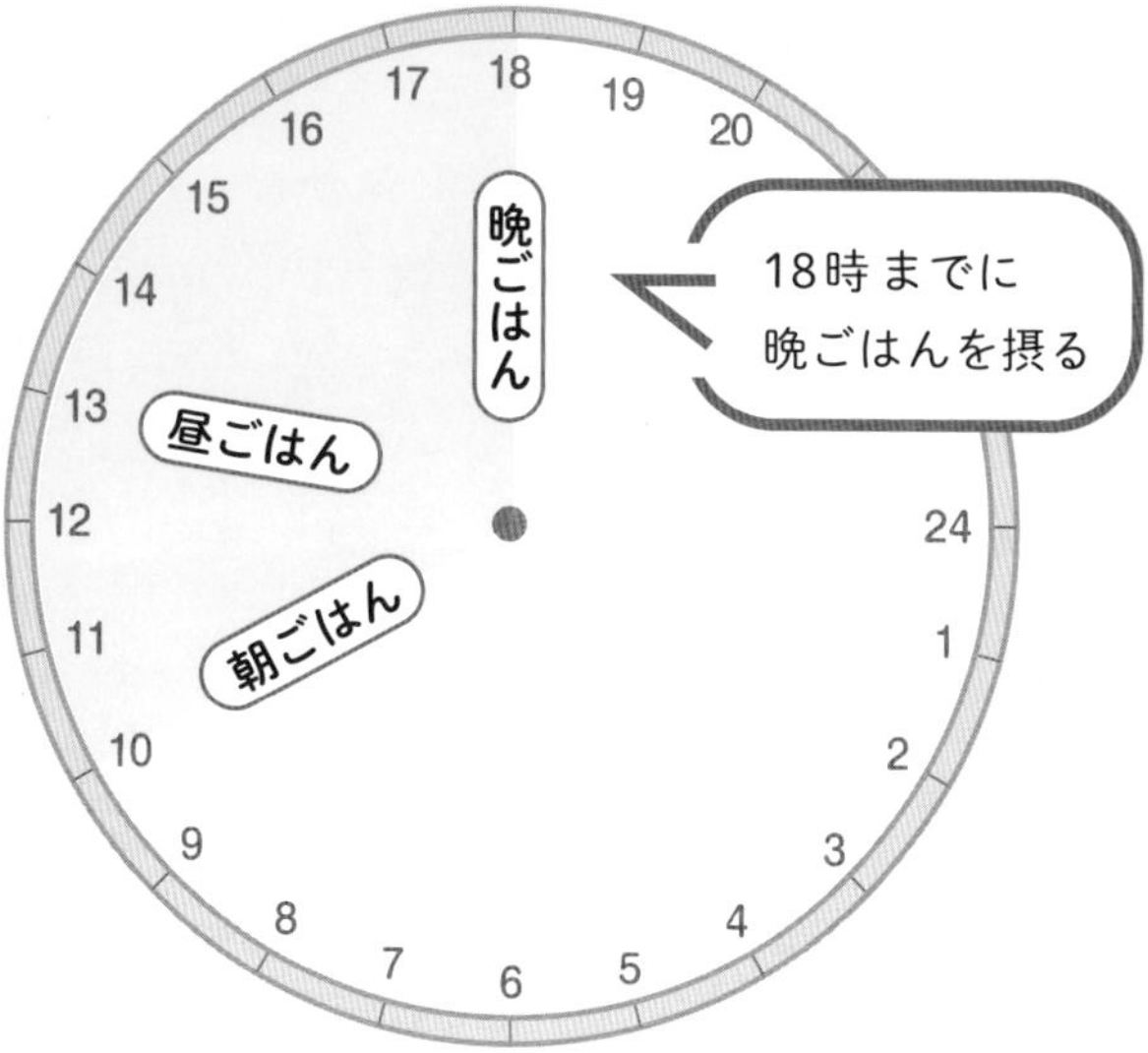

10時間パターンならば…

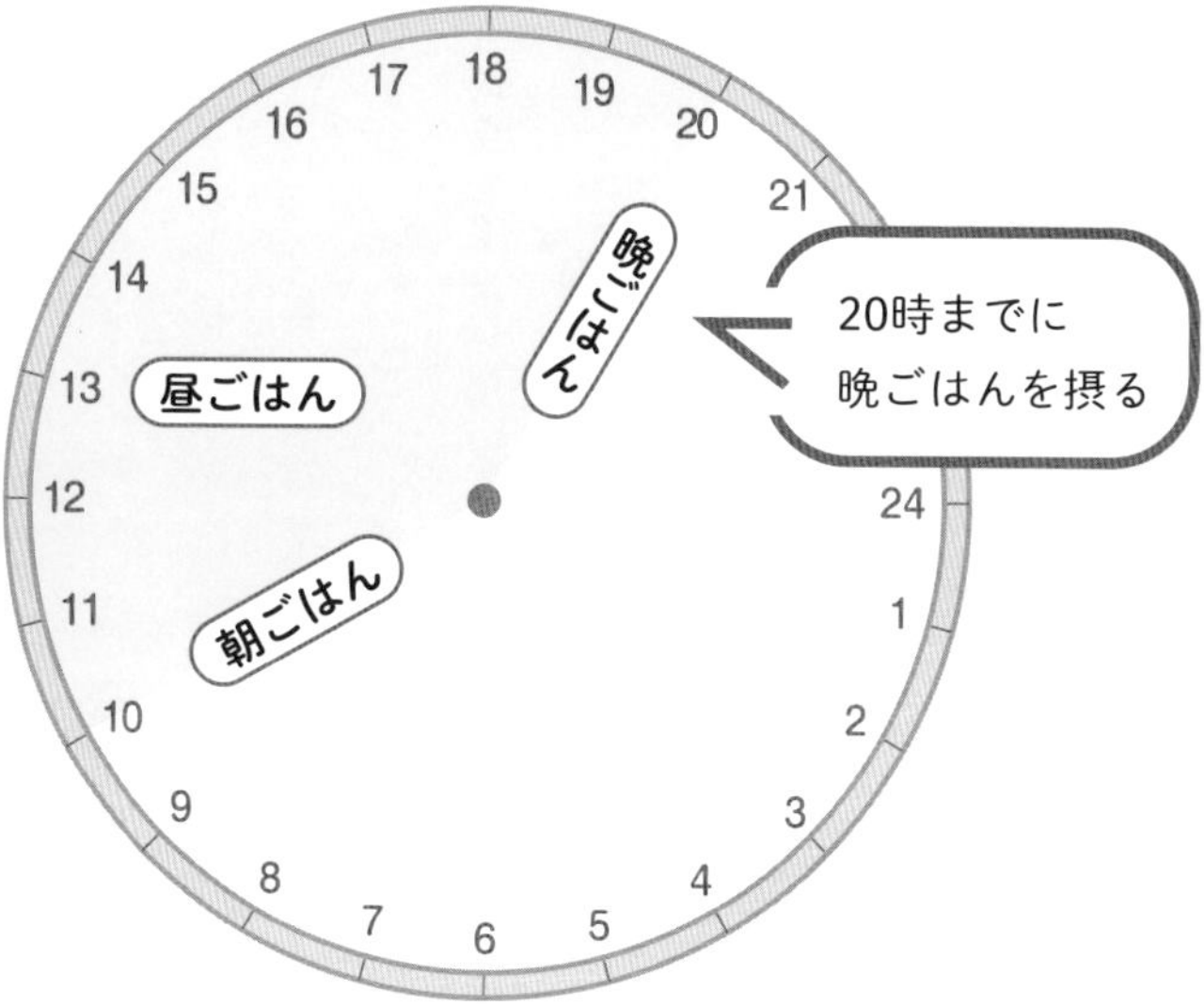

パターン2

朝ごはんは「飲み物」だけでいい場合は…

質問です。あなたは朝、お腹がすいていますか？　現在、毎日朝ごはんを食べている場合、「お腹がすいているから食べている」or「特に空腹ではないけれど、朝ごはんを食べるのは当たり前だから食べている」どちらでしょうか。もし、後者である場合は、このページで紹介している食事のパターンが最適です。**朝・昼・晩、3食しっかり食べるのではなく、朝をスムージーやプロテインに置き換える方法**です（どのようなスムージー、プロテインがよいかはP54〜を参照）。朝は時間がないので、**ささっと朝食を済ませたい人にもぴったり**です。

このパターンの利点は、スムージーやプロテインなど、固形物が含まれていない場合は、食事の時間にカウントしなくていいことです。つまり、**朝をそれらに置き換えた場合は、昼ごはんから晩ごはんまでの時間を8時間or10時間以内に収めればOK**。例えば、朝を置き換えて、昼を12時に摂ったら、晩ごはんは20時（10時間以内なら22時）までになります。これなら、晩ごはんが遅くなる人でも取り組みやすいのではないでしょうか。

なお、スムージーやプロテイン以外にも、**固形物が含まれていない飲み物（ブラックコーヒーや紅茶など）や汁物（具なしの味噌汁やスープなど）は飲んでOK**です。

1日 2食

こんなライフスタイルの人に

・朝はあまり食欲がない人
・晩ごはんが遅めになる人
・朝ごはんの習慣はあるが、なくても特に空腹は感じない人

8時間パターンならば…

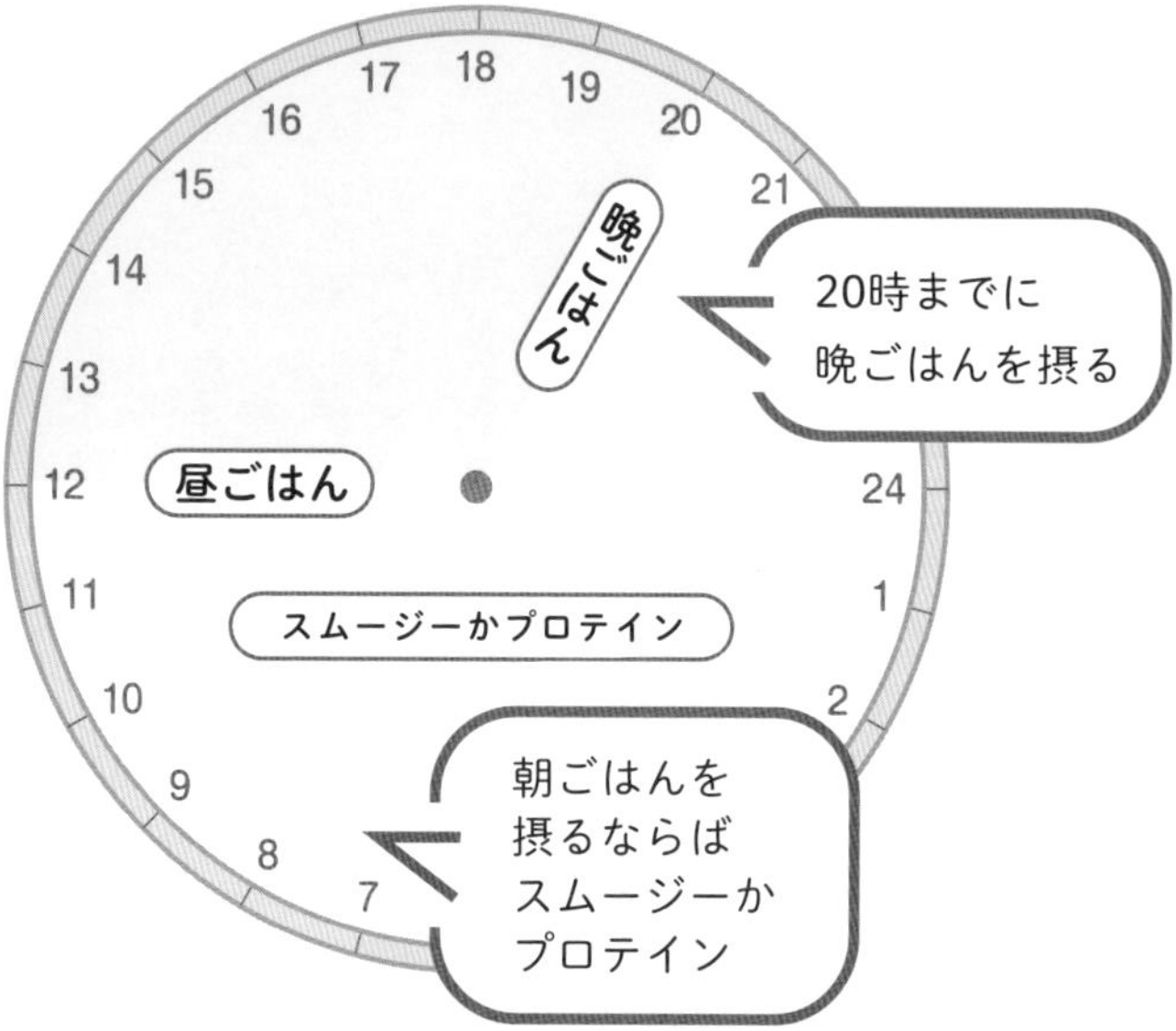

10時間パターンならば…

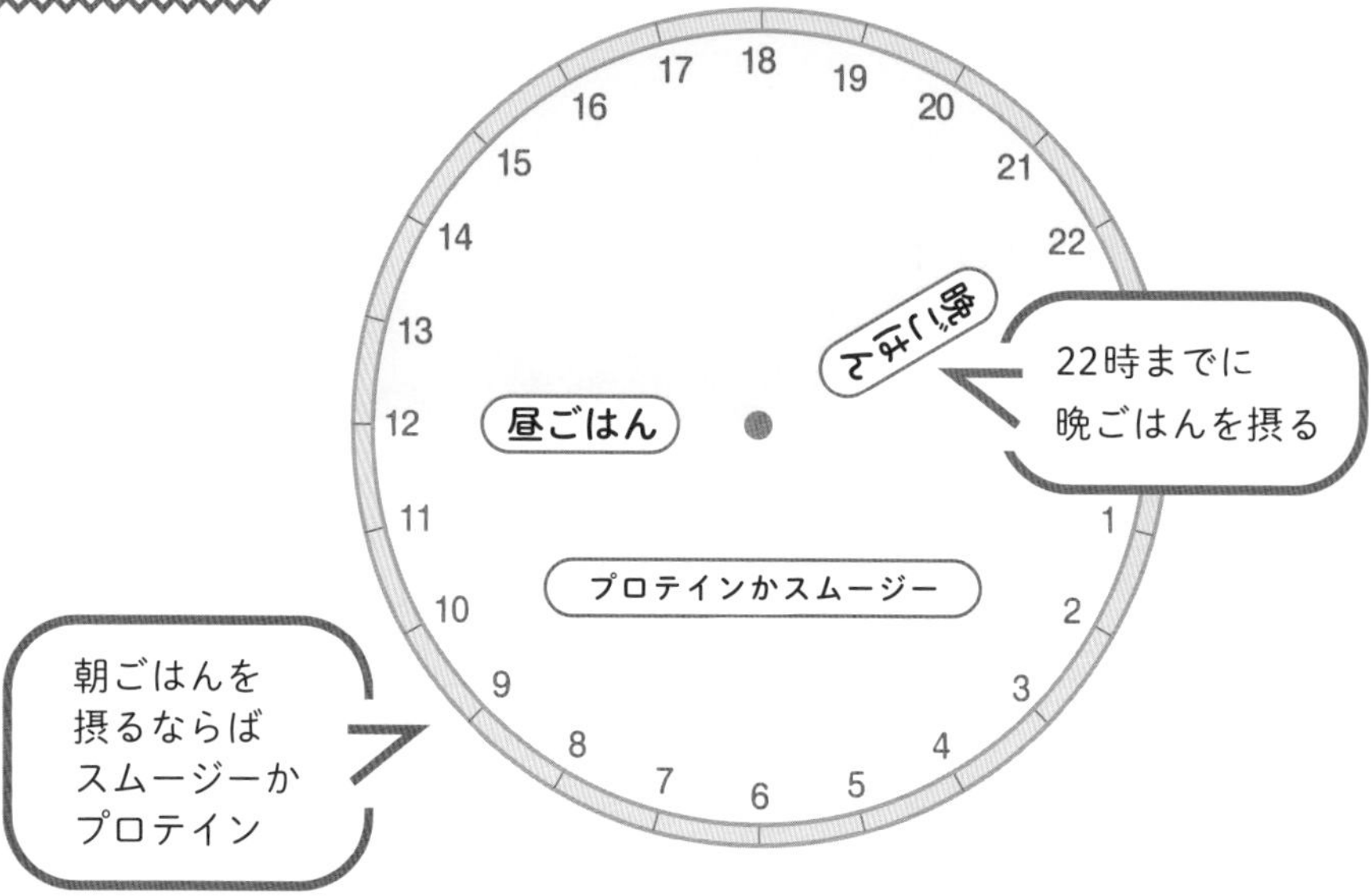

ダイエットON method 02

ONの日は、何をどう食べればいいの？

マネするだけで痩せるレシピ例を参考に！

3勤1休ダイエットは「ダイエットモードON」の日でも、食事のルールは2つだけ。

①食べる時間を8～10時間以内にする
②NG30品に代表される「娯楽食」はなるべく食べない

ですから、ダイエットONの日であっても、NG30品以外は、基本的に好きなものを食べていいのですが**「何を食べてもいいと言われると逆に迷う」「毎日、メニューを考えるのが面倒くさい」**と感じる方も多いよう。そこで、この章では、このメニューを**マネするだけで痩せていく**おすすめの具体例やレシピをご紹介します。

家で作る場合はP58～、外食の場合の選び方はP78～を参考にしてください。

朝ごはんは…

しっかり摂る人はP52 ～を参考に、スムージーやプロテインの人はP54 ～を参考に。

昼ごはんの選び方

昼ごはんは、基本的には、晩ごはんの選び方（P58 ～）と同じです。P56 ～も参考に。

晩ごはんは…

P58で解説しているように、P60 ～P77のレシピ例から、主菜1品と副菜1 ～ 2品を選べばＯＫです。主菜は、どれも手軽にできて、食材を変えるだけでバリエーションも広がるものを提案しています。副菜はすぐできるものと、作り置きが可能なものを提案しました。

外食派の人は

外食のときに選びたいファミレスやコンビニでのメニューはP78 ～を参考に。太らないメニューの選び方がわかります！

ダイエットON
method
03

ONの日に食べたい 朝ごはんベスト4

家でのおすすめ

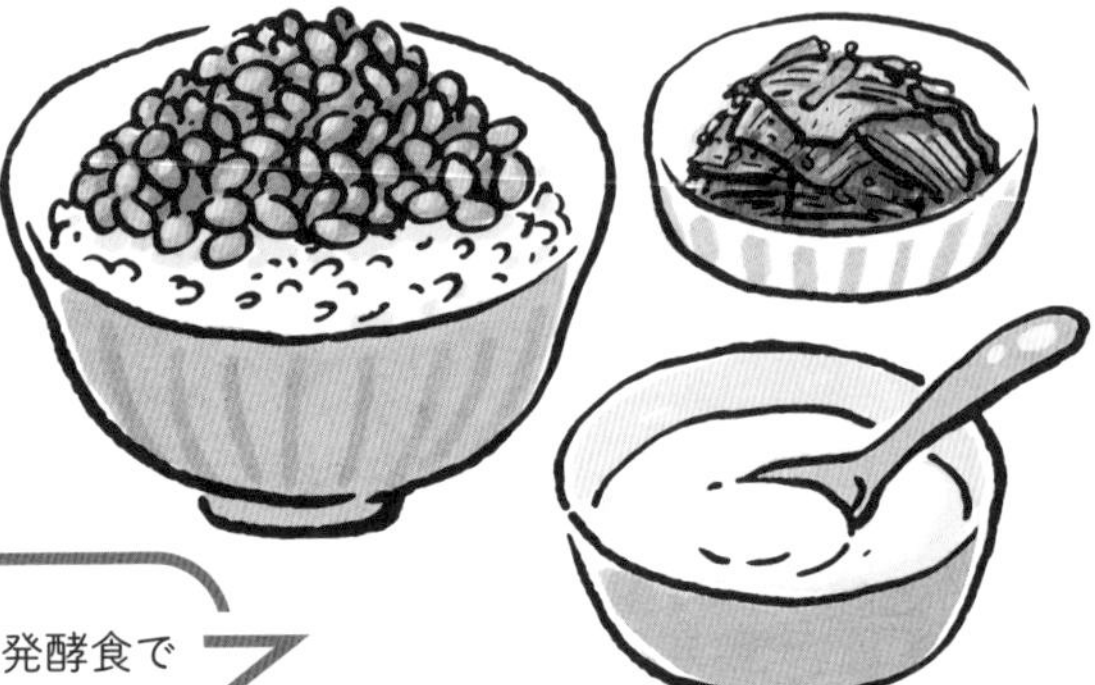

トリプル発酵食で
腸内環境がＵＰ↑

納豆ごはん＋キムチ＋無糖ヨーグルト

納豆はたんぱく質、ビタミンやミネラルが豊富。キムチのカプサイシンは脂肪の燃焼を促進し、ビタミンCは美肌効果が。ヨーグルトにはたんぱく質のほか、ビタミンB_2も。

たんぱく質も
カルシウムも
しっかり！

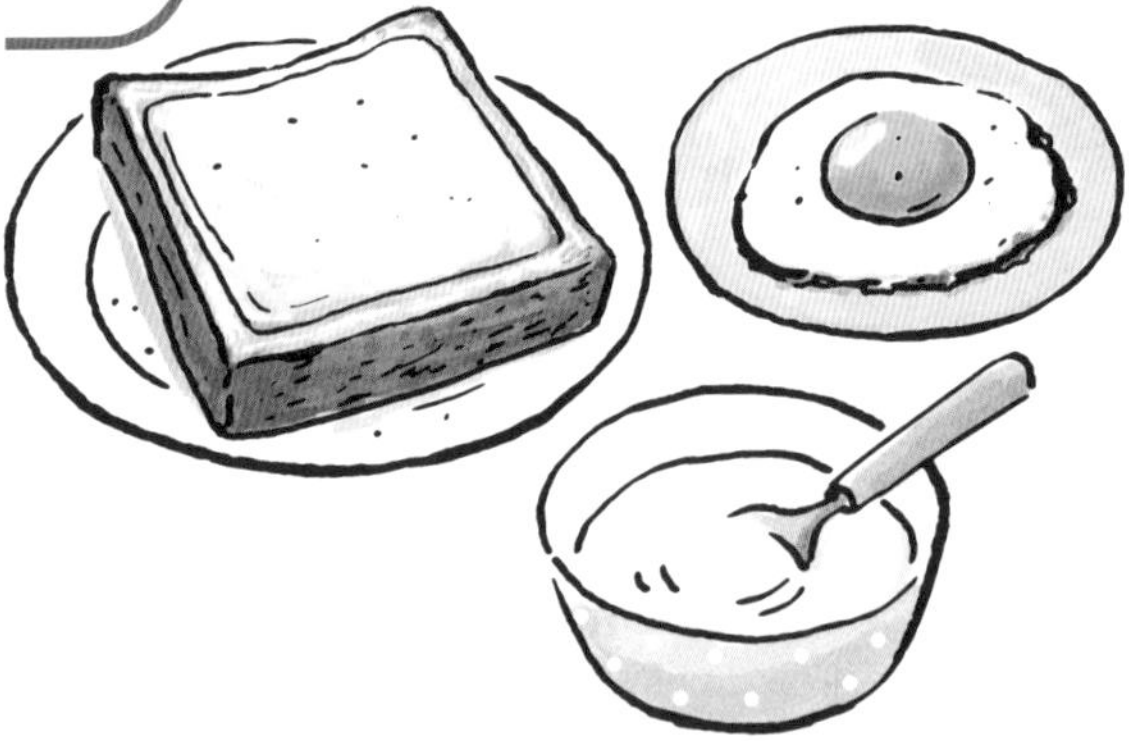

目玉焼き＋チーズトースト＋無糖ヨーグルト

卵もチーズもヨーグルトもそれぞれ良質なたんぱく質が豊富なうえ、卵はビタミン、ミネラル、チーズはカルシウムも豊富。ヨーグルトは腸内環境を改善。

外食でのおすすめ

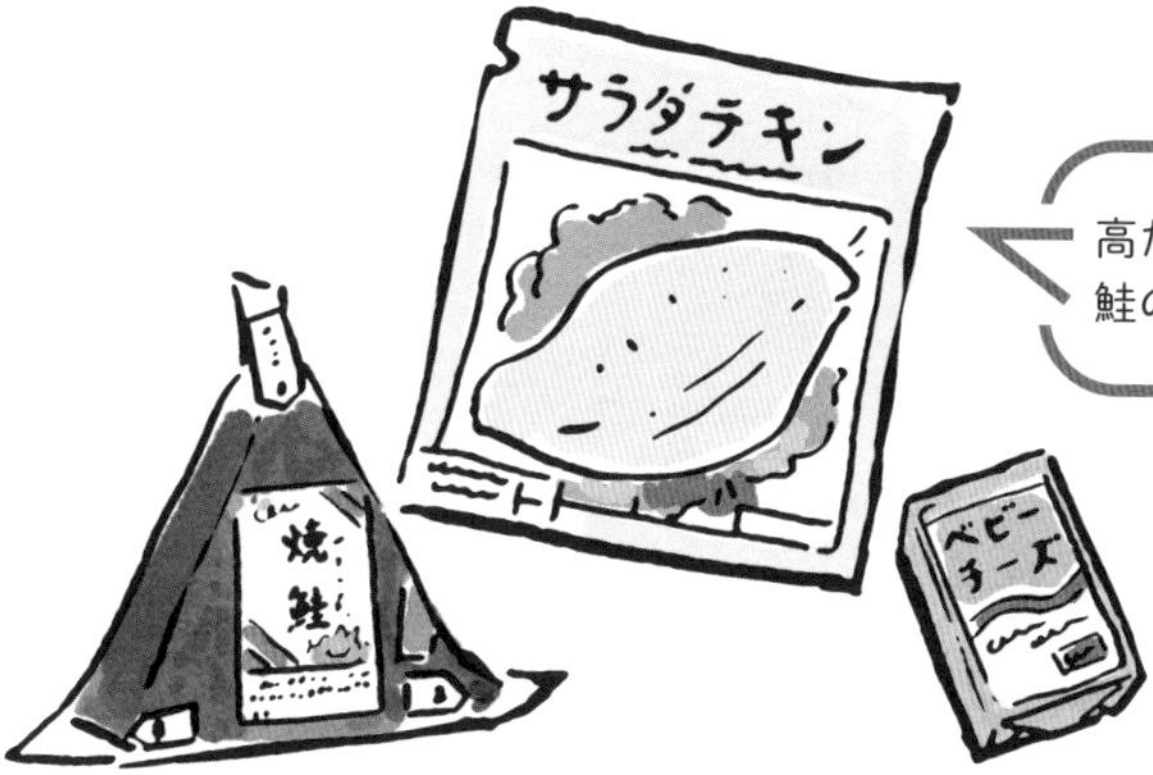

高たんぱくのチキンに
鮭の良質な脂も摂れる

鮭おにぎり＋サラダチキン＋ベビーチーズ

高たんぱく、低脂質、低糖質のサラダチキンに、カルシウム豊富なチーズ。鮭のオメガ3脂肪酸は血流改善やコレステロールの低下などの効果も。

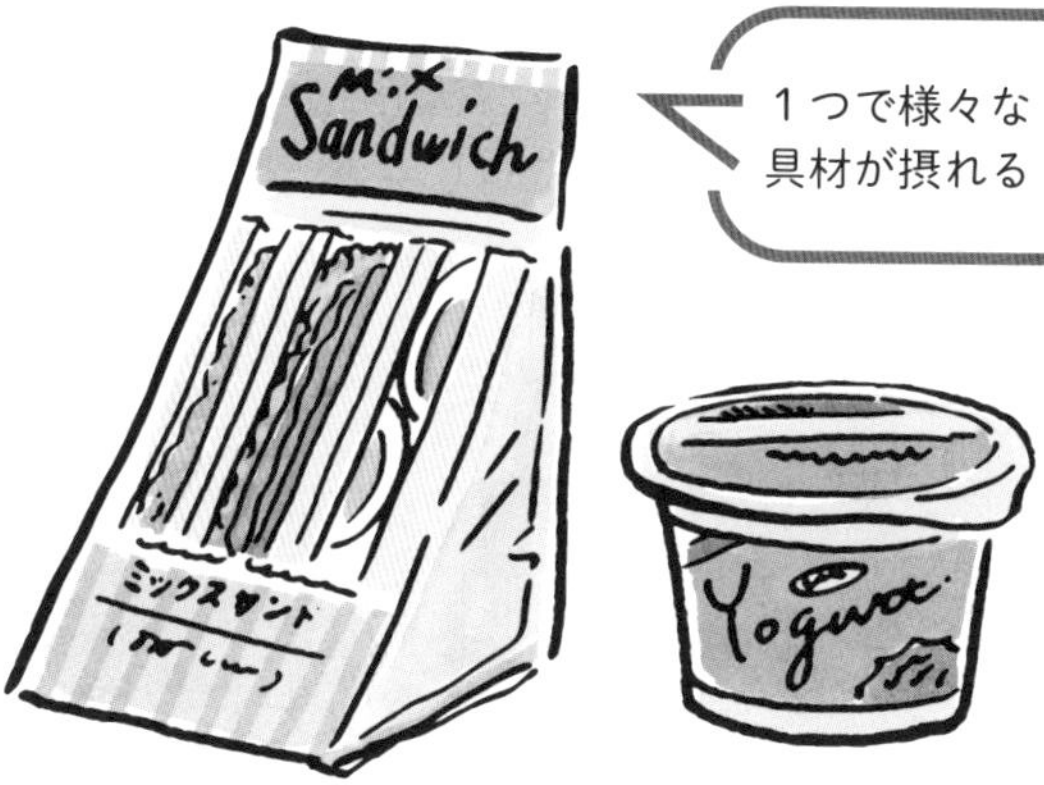

１つで様々な
具材が摂れる！

ミックスサンド＋無糖ヨーグルト

複数の具材が摂れるミックスサンドはサンドイッチの中でも◎。おすすめの具は野菜、鶏肉、卵、低脂肪チーズなど。発酵食品のヨーグルトを追加。

ダイエットON method 04

朝ごはんは「飲み物だけ」の人のための おすすめスムージーとプロテイン

スムージーの基本の作り方は「野菜or果物＋低脂肪乳」をミキサーにかけるだけ。低脂肪乳のかわりに水でもよいですが、低脂肪乳の方がカルシウムやたんぱく質も摂れるのでおすすめです。しかも低カロリー。甘みが欲しいときは白砂糖ではなくラカントや、はちみつなどで。胃腸を冷やさないよう常温の作りたてのものをゆっくり飲むようにしましょう。

プロテインは要するに「たんぱく質」のこと。プロテインには「牛乳由来」「大豆由来」などいくつか種類がありますが、**ダイエット目的なら脂肪燃焼効果が高いうえ美肌効果もある大豆由来のソイプロテインがおすすめ。**最初はコンビニなどで売っている少量パックで味を試し、好きな味が見つかったら粉末の大袋を買うのがよいでしょう。専用のシェーカーに粉末と水（or低脂肪乳）を入れてシャカシャカ振るだけで完成します。

朝ごはんをスムージーやプロテインにすると1日3食しっかり摂る場合より摂取カロリーは低くなります。ただし、市販のスムージーは糖分が多いのでNG。必ず手作りしましょう。

おすすめスムージー　ベスト4

バナナときなこスムージー

155 kcal

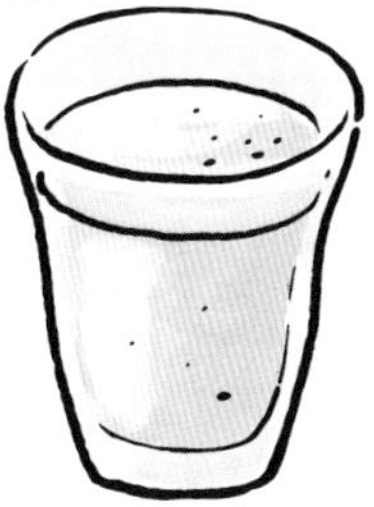

材料（1人分）

バナナ …… 大1本（100g）
きなこ …… 大さじ1
低脂肪乳 …… 100cc

小松菜スムージー

137 kcal

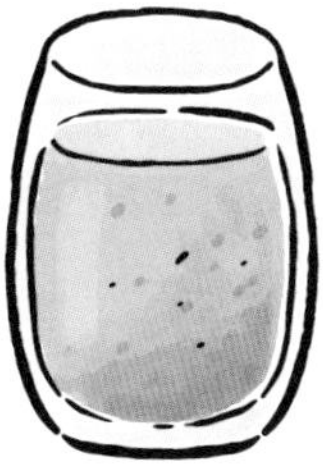

材料（1人分）

小松菜 …… 2本（20g）
バナナ …… 中1本（80g）
りんご …… 1/4個（50g）
低脂肪乳 …… 80cc

ココアバナナスムージー

146 kcal

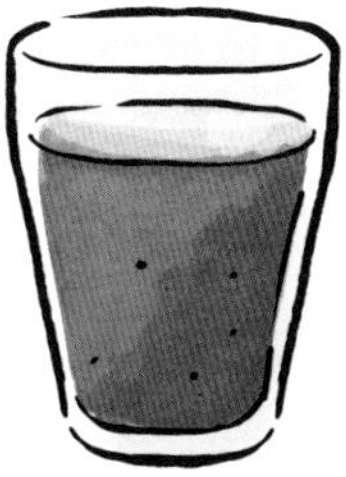

材料（1人分）

バナナ …… 大1本(100g)
純ココア …… 小さじ2
ラカント粉末 …… 小さじ1
（甘みが足りなければ）
低脂肪乳 …… 100cc

ベリースムージー

102 kcal

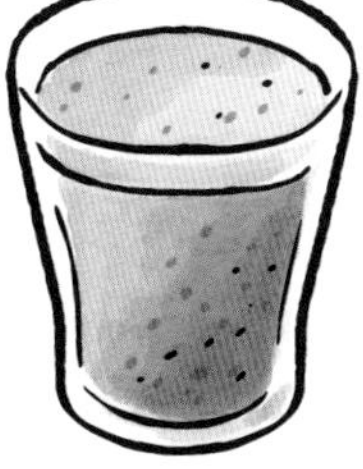

材料（1人分）

冷凍ベリーミックス …… 80～90g
無糖ヨーグルト …… 大さじ2
ラカント粉末 …… 小さじ1
（甘みが足りなければ）
低脂肪乳 …… 100cc

ダイエットON method 05

ONの日に食べたい 昼ごはんベスト4

家でのおすすめ

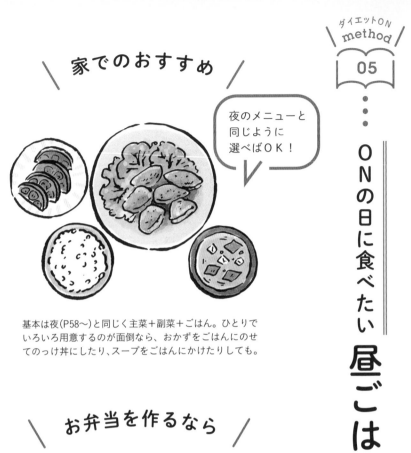

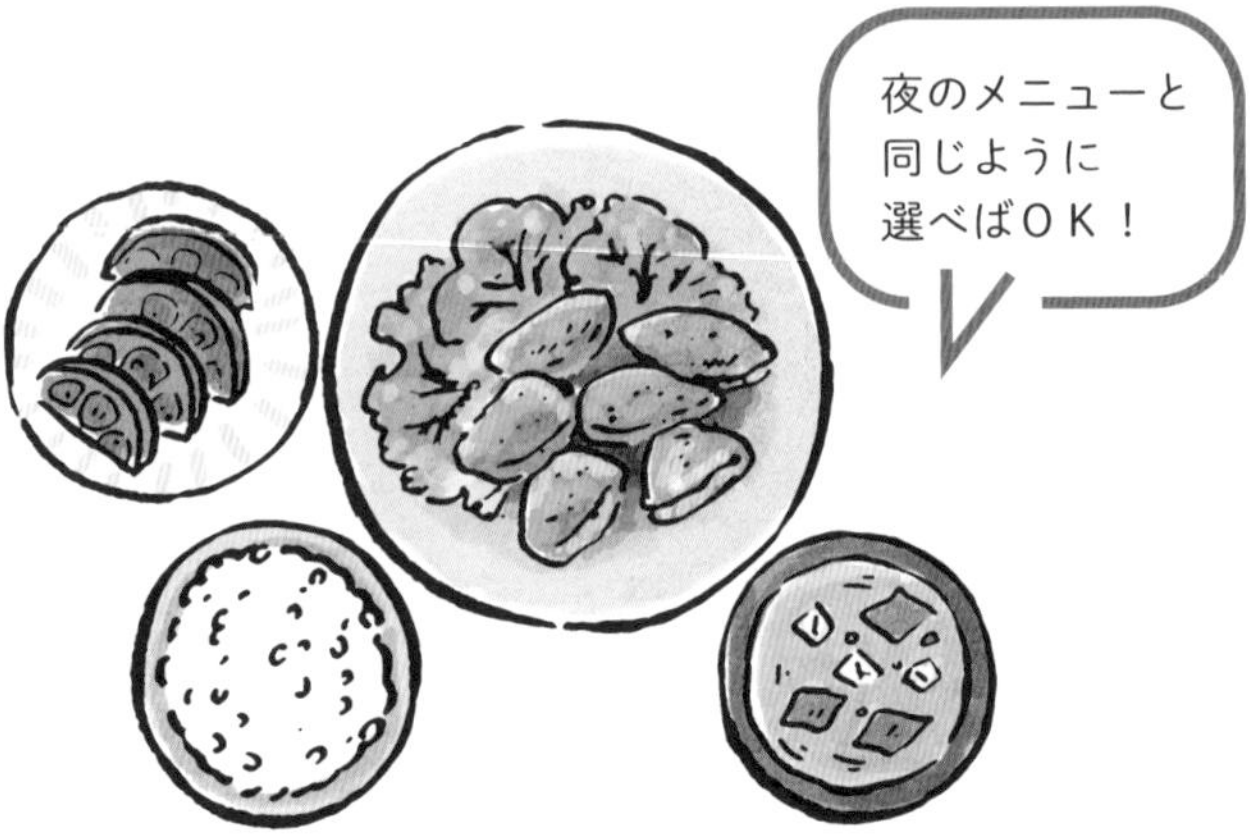
夜のメニューと
同じように
選べばＯＫ！

基本は夜(P58〜)と同じく主菜＋副菜＋ごはん。ひとりでいろいろ用意するのが面倒なら、おかずをごはんにのせてのっけ丼にしたり、スープをごはんにかけたりしても。

お弁当を作るなら

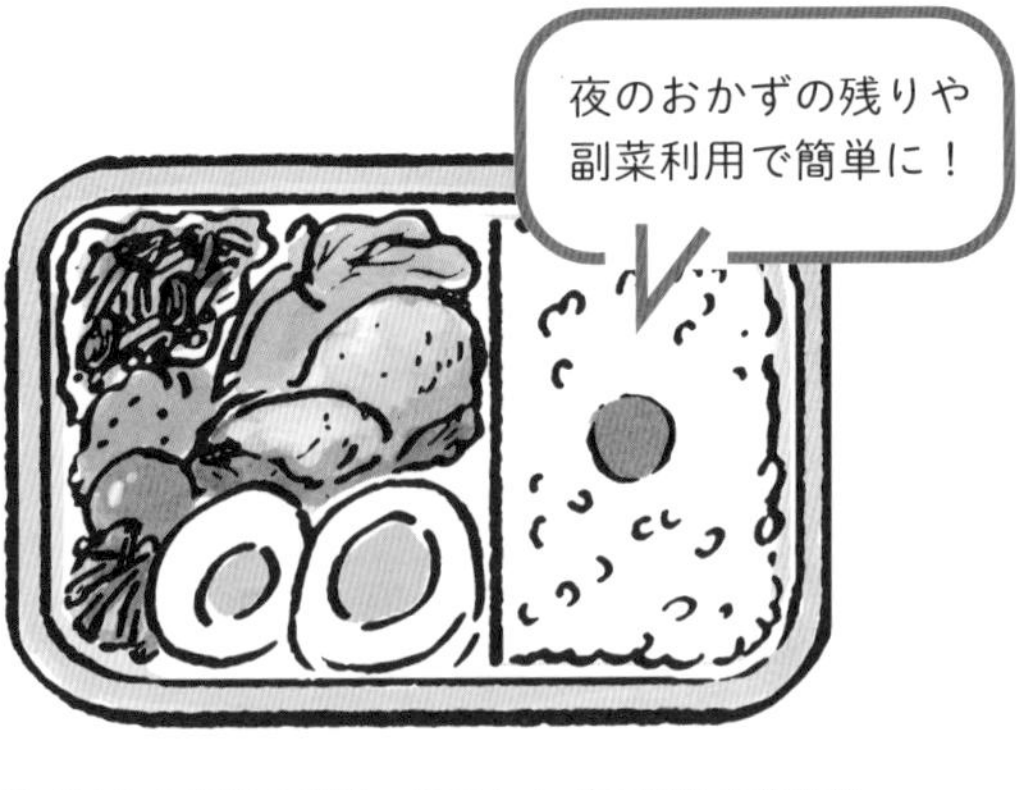
夜のおかずの残りや
副菜利用で簡単に！

基本はごはん＋主菜＋副菜。夜のおかずの残りや作り置き副菜を利用すれば手軽。冷やごはんは炊き立てより太りづらいといわれているので、弁当はダイエット向き。

外食でのおすすめ

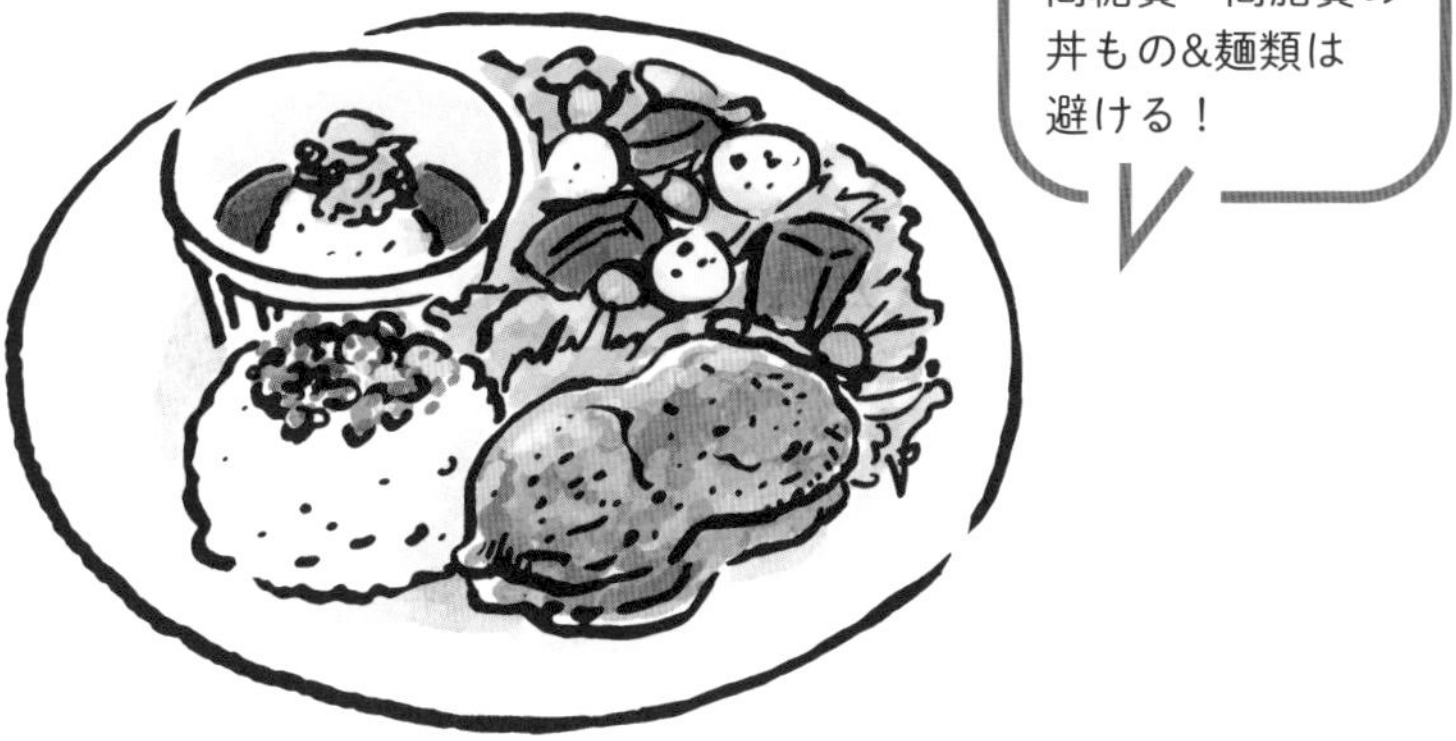
高糖質・高脂質の
丼もの&麺類は
避ける！

主菜＋副菜＋ごはんの定食スタイルのメニューがベター。丼やパスタなど一品ものにするときは高糖質×高脂質にならないように。P78〜参照。

コンビニで買うなら

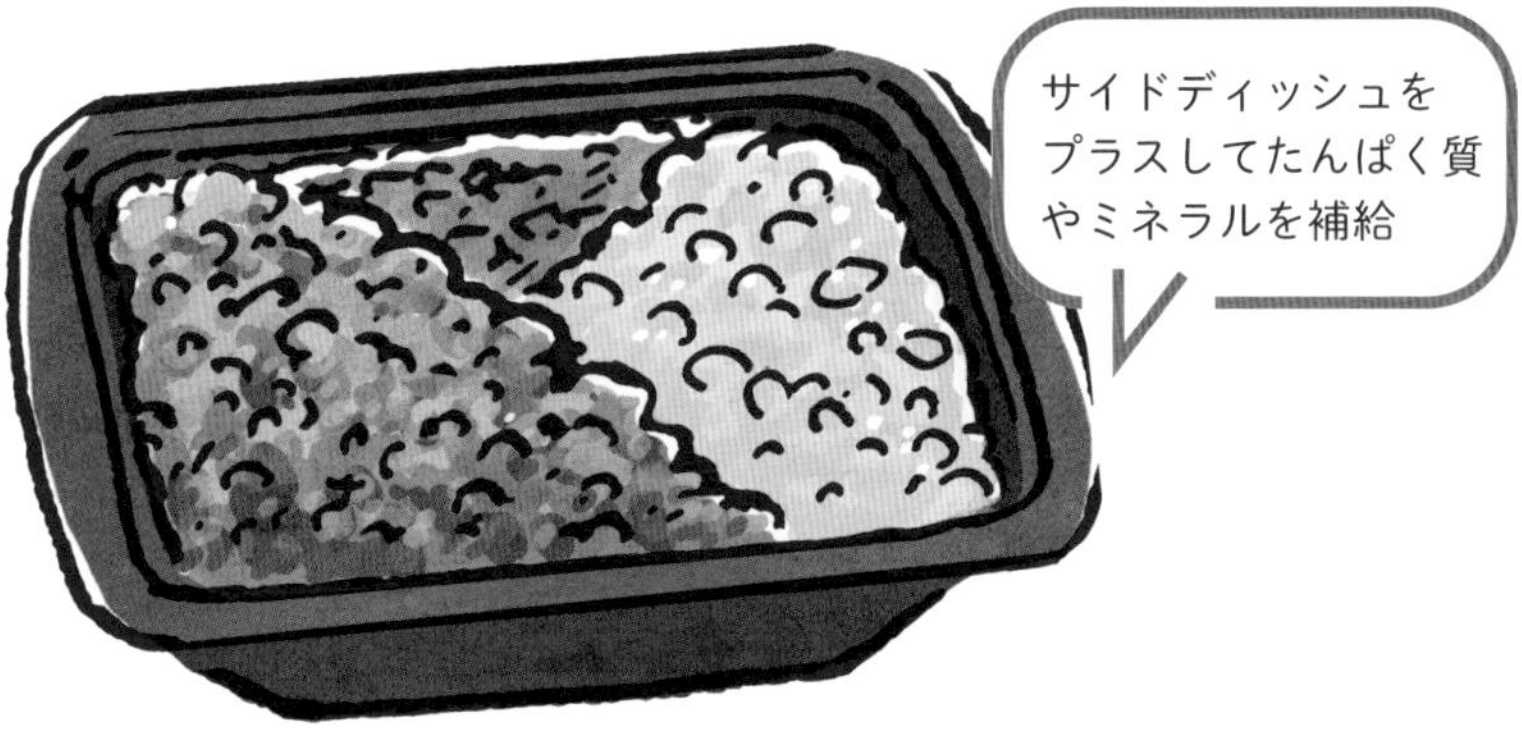
サイドディッシュを
プラスしてたんぱく質
やミネラルを補給

高糖質×高脂質ではない弁当を。一品ものの時はサラダチキンや海藻サラダなどをプラスしてたんぱく質や食物繊維を補給しても。P82〜参照。

ダイエットON method 06

ONの日に食べたい晩ごはん

基本は定食スタイル

メニューの組み立て方は、**主食（ごはん）＋主菜（メインおかず1品）＋副菜（サブおかず1品か2品）の定食スタイル**が基本です。

主食のごはんは、白米でもよいですが、**玄米や雑穀米などだと血糖値が上がりにくい**ためダイエット効果が高く、またミネラルや食物繊維も豊富なのでおすすめです。

主菜は、P60〜69で紹介している4ジャンルから選んでください。毎日同じにならないよう、日替わりで選ぶといいですね。また食材を変えればバリエーションを広げることもできるので、冷蔵庫にその日ある食材で、いろいろ作れます。

副菜は、P70〜77で紹介する「すぐでき副菜」か「作り置き副菜」から1品もしくは2品を選べばいいだけ！　時短でさっと出せるので、作るのも苦になりません。

これに味噌汁を追加してもOKですが、その場合、副菜は1品でよいでしょう。

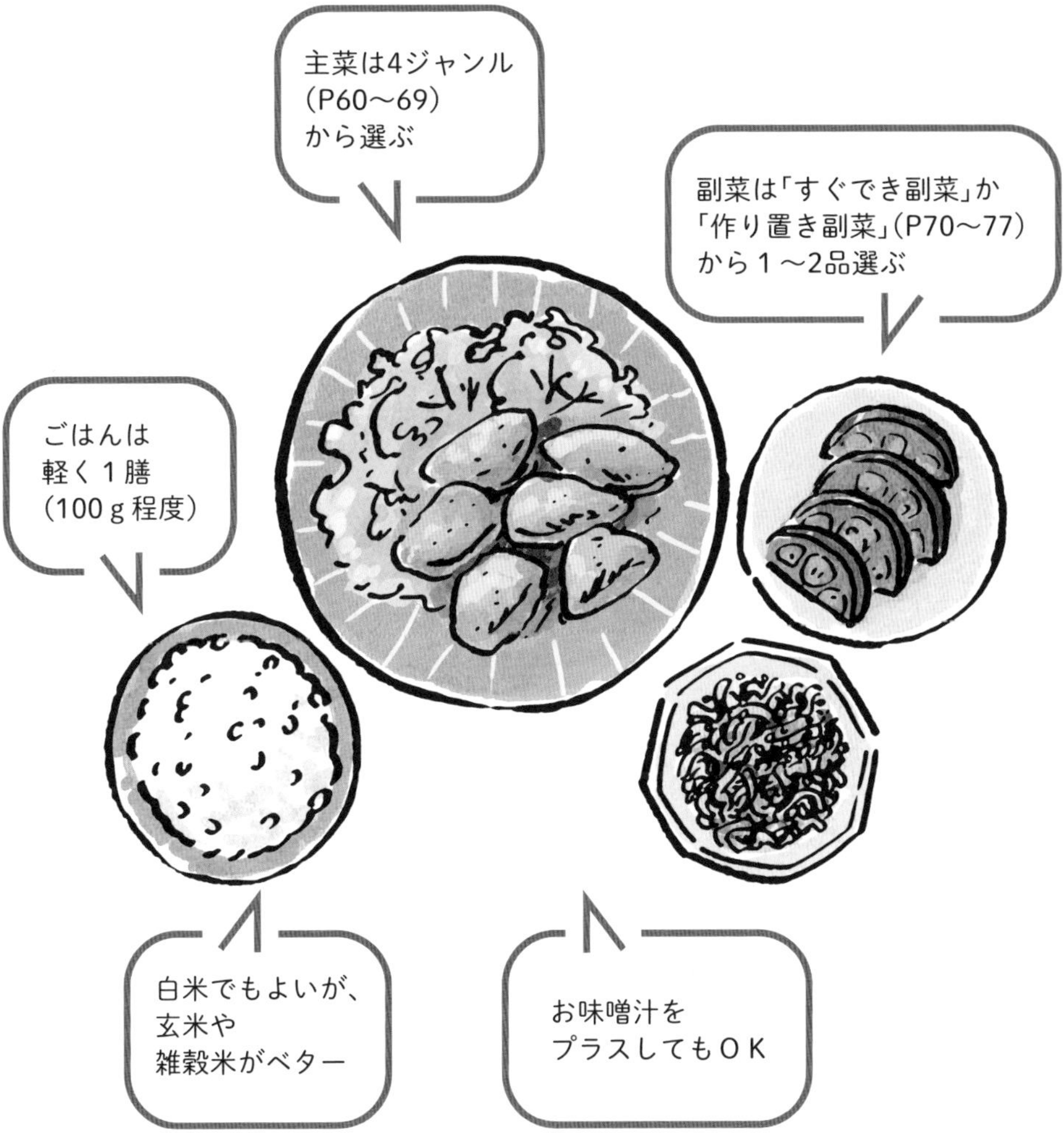
主菜は4ジャンル
（P60～69）
から選ぶ
副菜は「すぐでき副菜」か
「作り置き副菜」（P70～77）
から１～2品選ぶ
ごはんは
軽く１膳
（100ｇ程度）
白米でもよいが、
玄米や
雑穀米がベター
お味噌汁を
プラスしてもＯＫ

常備して、いろんな料理にかけよう

- **ごま**　ビタミンB1やB2が含まれ、代謝を助ける
- **かつおぶし**　食欲を抑制するヒスチジンや、脂肪燃焼を促進するリシンなど必須アミノ酸が豊富
- **薬味**　ねぎ、しょうが、大葉などの薬味は、血行をよくしたり抗酸化作用を持つものが多い

ダイエットON
method
07

ONの日に食べたい主菜ベスト4

「主菜」は4ジャンルの中から選ぶ

主菜とは、メインのおかずのこと。様々なメニューがありますが、高たんぱく・低脂質・低糖質で、比較的安価な食材で手軽に作りやすいものを左の4つのジャンルに分けました。**それが、「肉料理」「魚料理」「肉と野菜の炒め物」「具沢山スープ」です。**同じジャンルが続かないように、ここから選んでいけば毎日のメニューに迷うこともありません。

この4ジャンルから選ぶ、と意識しておけば具体的なメニューは何でもよいですが、いずれの場合も、次のことを心がけましょう。

- **油を多く使う調理法や、衣が分厚い揚げ物はなるべく控える**
- **肉は、脂肪分の多い部位を控える**

それぞれのジャンルのおすすめレシピや、具体的な注意ポイントはP62から紹介します。

1 おすすめ 主菜
肉料理

- ステーキ
- 焼肉
- しょうが焼き
- 唐揚げ
- 焼き鳥
- 餃子
- 麻婆豆腐
- ハンバーグ
- 肉団子…etc.

2 おすすめ 主菜
魚料理

- 焼魚
- 煮魚
- 刺身
- 魚のホイル焼き
- 缶詰料理…etc.

3 おすすめ 主菜
肉と野菜の炒め物

- 肉野菜炒め
- 豚キムチ
- 回鍋肉
- 青椒肉絲
- 肉じゃが
- 麻婆なす…etc.

4 おすすめ 主菜
具沢山スープ

- 具沢山野菜スープ
- 豚汁
- ポトフ
- おでん…etc.

おすすめ

主菜 1 肉料理

メイン料理として、家族みんなが大好きなのが「肉料理」ではないでしょうか。3勤1休ダイエットではチキン、ポーク、ビーフのステーキ、唐揚げ、ハンバーグ、しょうが焼きなどの人気メニューはすべてダイエットONの日でも食べてOK。ただし、とんかつやコロッケなど、パン粉の分厚い衣がついた揚げ物はNGです。

肉料理のときに気をつけたいのは、**脂肪分の少ない肉や部位を選び、できるだけ少ない油で調理する**こと。またハンバーグなどの、ひき肉料理を作るときはパン粉などを入れすぎないようにしましょう。

肉料理のポイント

- 鶏むね肉、鶏ささみ、豚ひれ肉、牛もも肉などがおすすめ部位。皮や脂身は取って調理。
- 脂肪の少ない肉を焼くときは、酒をもみ込み片栗粉をまぶして焼くとジューシーに。
- 淡泊な味の肉は、にんにく、しょうがや香味野菜などをきかせて、味にパンチを。

264kcal
糖質14.1g
たんぱく質35.8g

低カロリー高たんぱく。
にんにく味でガッツリ食べごたえ！

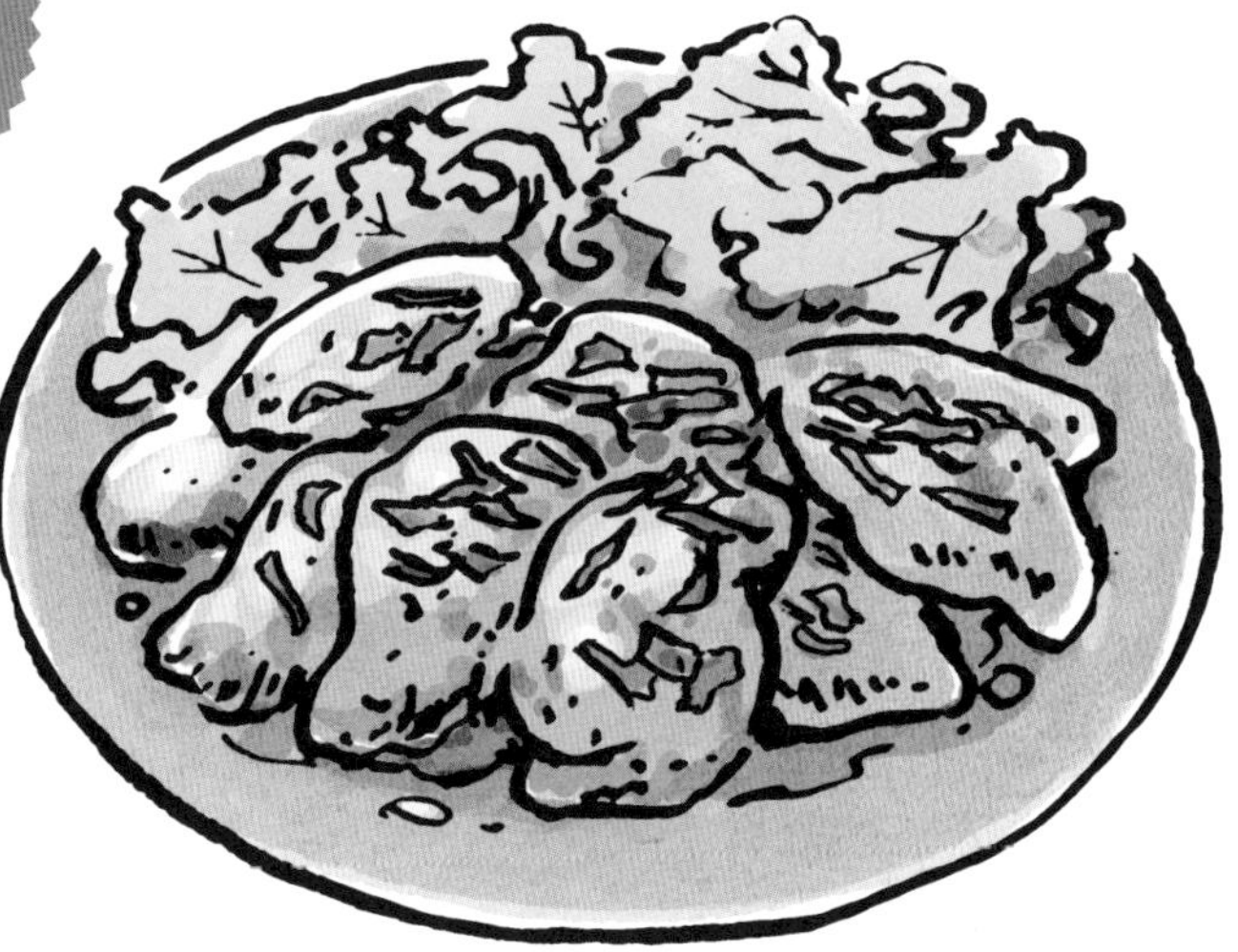

おすすめレシピ例

鶏むね肉のスタミナ香味焼き

材料（2人分）

鶏むね肉 …… 1枚（300g）
＊皮は取っておく
酒 …… 大さじ1
塩 …… 1つまみ
片栗粉 …… 大さじ1
オリーブオイル …… 小さじ2
A しょうゆ …… 大さじ1
　みりん …… 大さじ1
　にんにくチューブ …… 2㎝
　大葉 …… 3枚（みじん切り）

作り方

❶ 鶏むね肉を薄く、そぎ切りにする。ポリ袋などに入れ、酒と塩を加えてもみ込んだら片栗粉をまとわせる。
❷ フライパンにオリーブオイルをひき、❶を中火で焼く。両面こんがり焼き色がついたら、弱火にして、Aを入れてからめる。

＊鶏ささみ、豚ひれ肉、豚もも肉などでも作れます。

＊大葉は、ねぎ、しょうが、みょうが、パセリ、セロリなど他の香味野菜に変えてもOK。

＊こんがり焼き色がついたら、Aで味付けをせずに取り出し、お好みの調味料につけて食べてもおいしい。（例：わさび＋しょうゆ　からし＋しょうゆ　おろししょうが＋しょうゆ　大根おろし＋ポン酢　ごま油＋塩＋ねぎなど）

おすすめ

主菜 2 魚料理

意識しないと、ついつい出番が少なくなってしまうのが「魚料理」だと思います。

魚は、たんぱく質が豊富なだけでなく、**低糖質・低脂質でおまけにオメガ3系の良質な脂**を含んでいます。ぜひ、2日に1回は昼か夜に魚料理を食べるように意識しましょう。

そのまま食べられる、お刺身はいちばん簡単。鯖《さば》や鮭《さけ》、アジ、サンマ、ししゃも等はグリルなどで焼くだけ。鮭やタラなど白身魚の切り身はホイル焼きも手軽です。買い物に行けないときは缶詰も大活躍します。

魚料理のポイント

- 焼魚やホイル焼きは忙しいときにもおすすめ。一枚ずつラップして冷凍しておくと便利。
- 鯖《さば》缶、ツナ缶、鮭《さけ》缶はストックしておくとよい。油漬け缶よりも水煮缶がおすすめ。
- 缶詰を調理するときは、缶汁ごと使うと、オメガ3系の良質な脂が一緒に摂れる。

190kcal
糖質10.4g
たんぱく質18.6g

良質なオメガ3系の脂質、
むくみ解消のカリウムも豊富！

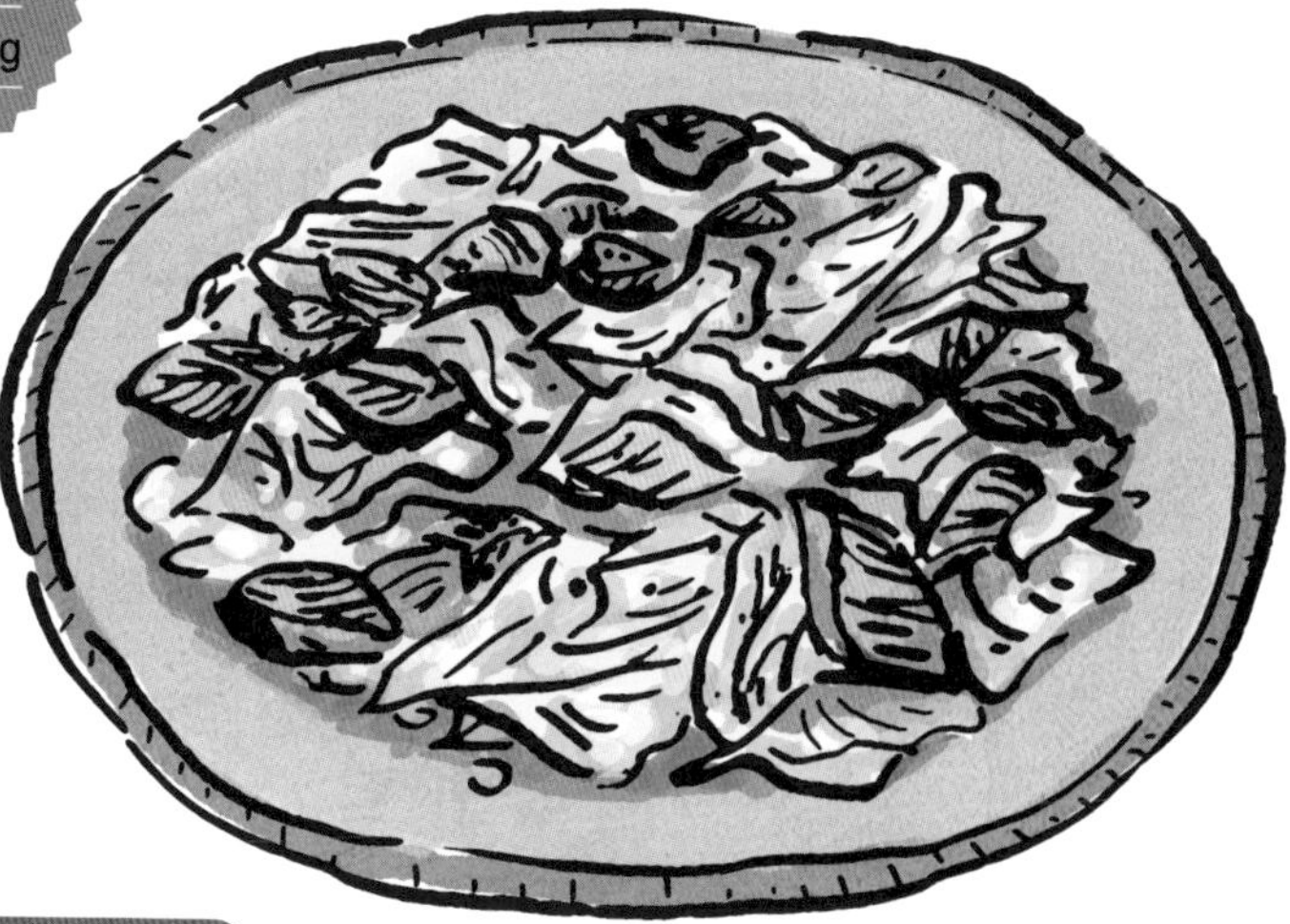

おすすめレシピ例

鯖《さば》缶とキャベツのレンチンカレー煮

材料（2人分）

鯖缶（水煮）…… 1缶（160g）
＊汁ごと使う
キャベツ …… 1/4個（250g）
片栗粉 …… 小さじ1
塩、こしょう …… 各少々
めんつゆ（3倍濃縮）…… 小さじ1
カレー粉 …… 小さじ1
クミンシード（あれば）…… 少々

作り方

❶ キャベツはざく切りにする。芯は薄くそぎ切りに。耐熱容器にキャベツを入れ、片栗粉を全体にまぶす。上に鯖をのせ缶汁をかける。塩、こしょうを振り、ふんわりラップをかけて、600Wの電子レンジで3分半加熱する。
❷ 熱いうちに、カレー粉とめんつゆ、クミンシードを加え、鯖を軽くほぐしながら全体を混ぜる。

＊キャベツは、白菜、ブロッコリーなどに変えてもおいしい。

＊カレー粉＋めんつゆの味付けを、めんつゆだけにしてもよい。（その場合は少しめんつゆの量を増やす）

おすすめ

主菜 3

肉と野菜の炒め物

パパッと作れる料理の代表格が「炒め物」ではないでしょうか。冷蔵庫にあるもので、短時間で手軽に作れるうえに、野菜をたくさん摂ることができるのも嬉しいですね。

注意したいのは**肉は、なるべく脂肪分が少ない部位を使う**こと（薄切り肉なら、もも肉など）と炒め油はなるべく量を減らすことです。また**糖質の多い野菜**（根菜など）**は、控えめに**したほうがよいでしょう。

旬の野菜は味も濃いので、オリーブオイルで炒めて、味付けは塩、こしょうだけでも十分おいしいですが、お好みに合わせて、しょうゆ味、味噌味、カレー味なども楽しめます。

肉と野菜の炒め物のポイント

- 季節野菜は、春ならキャベツ、アスパラ、スナップえんどう、夏はピーマン、なす、ゴーヤ、ズッキーニ、秋～冬にはブロッコリー、小松菜、菜の花などがおすすめ。
- 炒め途中で水分が出てしまったら、最後に水溶き片栗粉を入れてとろみをつけても。

222kcal
糖質10.9g
たんぱく質23.2g

ブロッコリーには
貧血予防になる鉄分が豊富!!

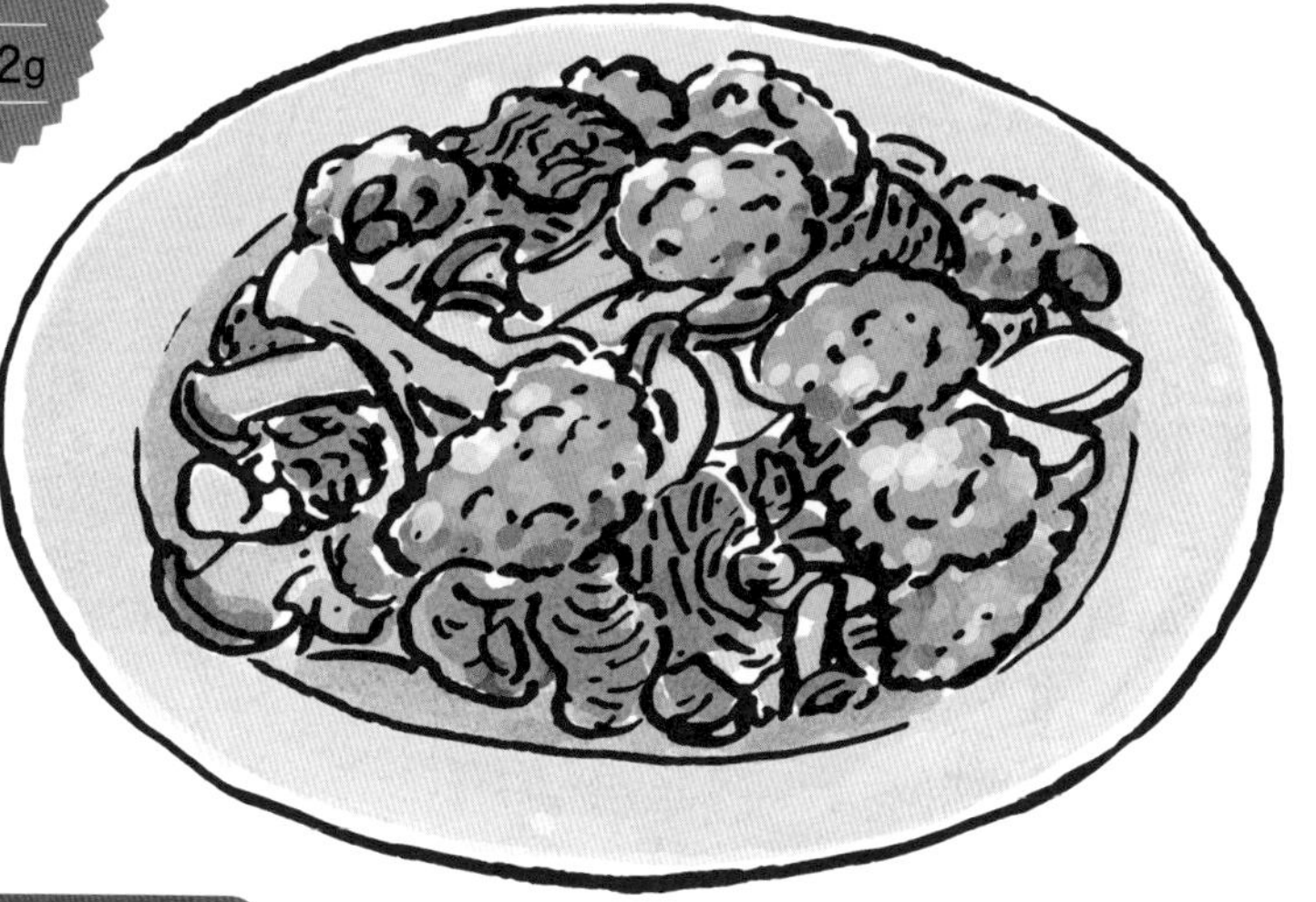

おすすめレシピ例

牛肉とブロッコリー炒め

材料（2人分）

ブロッコリー …… 1/2株（200g）
牛肉（もも肉薄切り）…… 150g
＊豚もも肉でも可
エリンギ …… 1本（50g）
塩、こしょう …… 各少々
ごま油 …… 大さじ1
A
- みりん …… 小さじ1
- しょうゆ …… 小さじ1
- オイスターソース …… 小さじ1
- 中華だし …… 小さじ1
- にんにくチューブ …… 2㎝

作り方

❶ ブロッコリーは小房に分ける。軸は薄く切る。エリンギは3㎜程度の薄さに切る。肉には軽く塩、こしょうを振る。

❷ フライパンに油の半分をひいてブロッコリーを炒める。全体に油が回ったら水大さじ1（分量外）と塩少々を入れて蓋をして1分蒸す。取り出して水を切る。

❸ フライパンの水気をふき、残りの油をひいて、牛肉とエリンギを焼き、❷を戻し入れてから**A**を加え、ざっと炒め、こしょう少々を振る。

＊鶏むね肉を薄く切ってもOK。

＊ブロッコリーのように堅めの野菜は、手順②のようにフライパンで蒸すとよい。柔らかい葉野菜などは最初に肉を炒めた後にそのまま入れればOK。

＊ごま油はオリーブオイルに変えてもOK。調味料は、シンプルに塩、こしょうだけでも。また、Aのしょうゆの代わりに味噌を使ったり、しょうゆにカレー粉を加えても風味豊かに。

おすすめ

主菜 4

具沢山スープ

放置するだけで作れるカンタン料理の代表格といえば「スープ」ですね。冷蔵庫に中途半端に残った野菜なども使い切れて、しかもヘルシーといいことずくめです。**肉や魚介類を入れてたんぱく質も摂れるようにすれば、主菜となります。**汁物は、おなかの満足感が高いのも嬉しいところ。

作り置いて冷蔵庫で保存し、OFF日の後にバランスをとるためのリセットメニューにするのもおすすめです。

塩、こしょうやコンソメなどのシンプルな味付けにしておけば、途中で味噌味、トマト味（トマト缶を入れる）、カレー味（カレー粉を加える）などへの「味変」も楽しめます。

具沢山スープのポイント

- どんな野菜でもOK。玉ねぎとセロリは入れると、だしが出ておいしい。
- 肉の代わりに白身魚や、シーフードミックスなどを入れても。
- ポトフのように野菜を大きく切ると、加熱時間はかかるが食べごたえがUP。

138 kcal
糖質9.3g
たんぱく質14.2g

嬉しい低カロリー！
たんぱく質は副菜でも補充して！

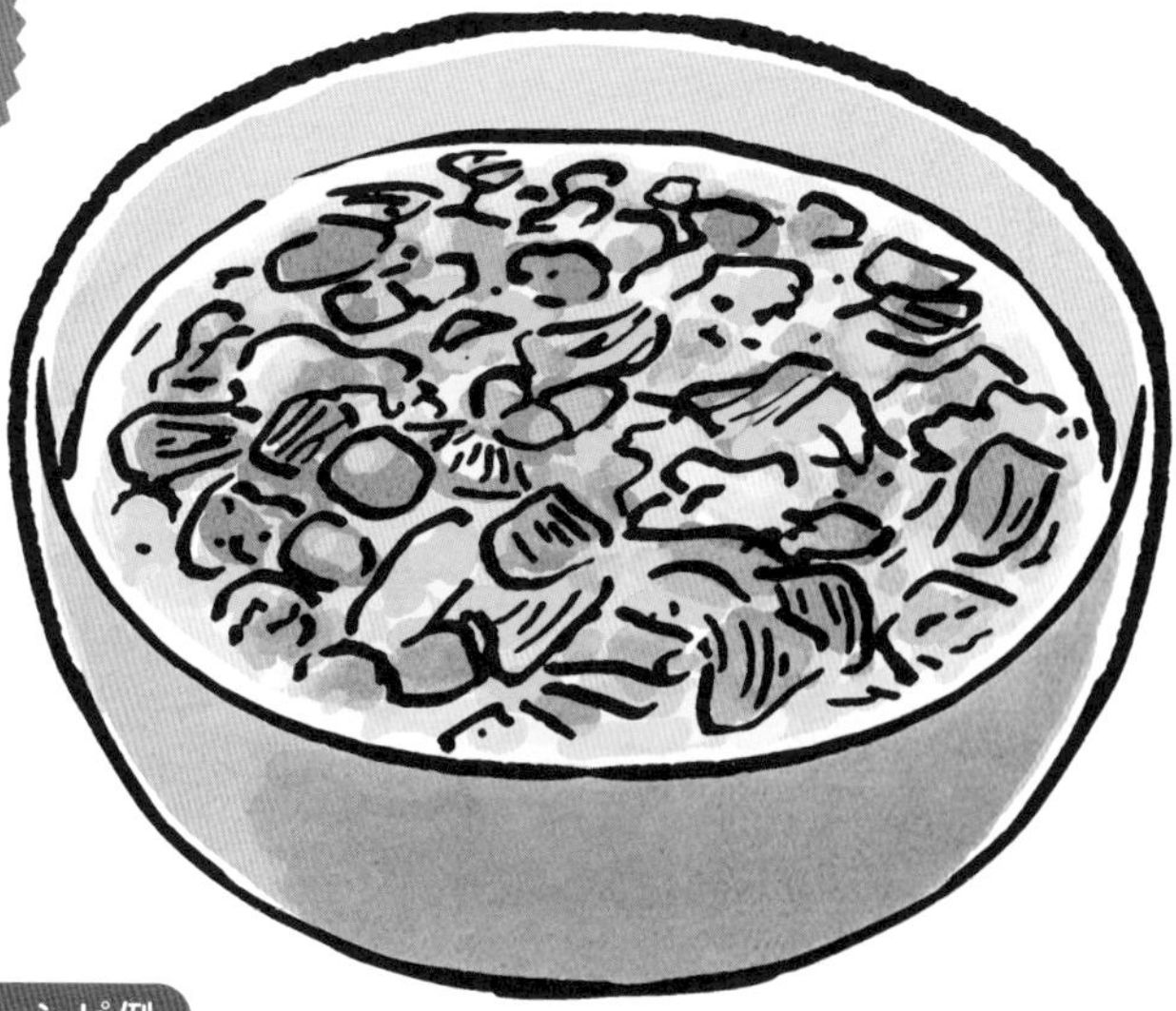

おすすめレシピ例

ありもの野菜の食べるスープ

材料（作りやすい分量・約6人分）

鶏もも肉 …… 2枚（400g）
＊皮は取っておく

にんにく …… 1片
キャベツ …… 葉3～4枚（100g）
じゃがいも …… 1個（150g）
にんじん …… 1本（150g）
セロリ …… 1本（150g）
＊葉も使う

玉ねぎ …… 1個（150g）

オリーブオイル …… 大さじ1
水 …… 2L
塩 …… 2つまみ～
こしょう …… 少々
コンソメ（顆粒）
…… 大さじ2（味をみて調整）

作り方

❶ にんにくは薄切りにする。鶏肉は2㎝、野菜はすべて1㎝角に切る。
❷ オリーブオイルを鍋にひき、にんにくと鶏肉を炒める。鶏肉が色づいたら、他の野菜も入れて炒める（じゃがいもは最後のほうに入れる）。
❸ 全体に油が回ったら水を入れ、沸騰したらアクを取り、蓋をして15分ほど煮込む。塩、こしょうとコンソメで味をととのえる。

＊野菜は冷蔵庫の残り物など何を入れてもOK。

＊鶏肉を豚肉や牛肉に変えても。脂の少ない部位のほうがよい。ベーコンやソーセージなど加工肉は使わない。

＊味をみて足りていれば、コンソメは不要。オリーブオイルをごま油に変え、コンソメを中華だしに変えれば、中華風スープに。

おすすめ「すぐでき」「作り置き」副菜ベスト20

主菜はまだしも、副菜まで手が回らないとおっしゃる方は多いです。でも難しく考えることはありません。ここでは、切るだけとか焼くだけの「すぐでき」副菜と、余裕あるときに作っておける「作り置き」副菜を紹介します。

副菜では、ミネラルや食物繊維が豊富な「まごわやさしい」食材や「発酵食」などをなるべく摂るようにしましょう。

どうしても**食べ足りないときは、ごはんや主菜を増やすより副菜を増やして調整**しましょう。また、お腹がすいて間食したいときも、お菓子やポテチを食べるくらいなら、作り置きの副菜をつまんだほうが健康的です。

「まごわやさしい」とは

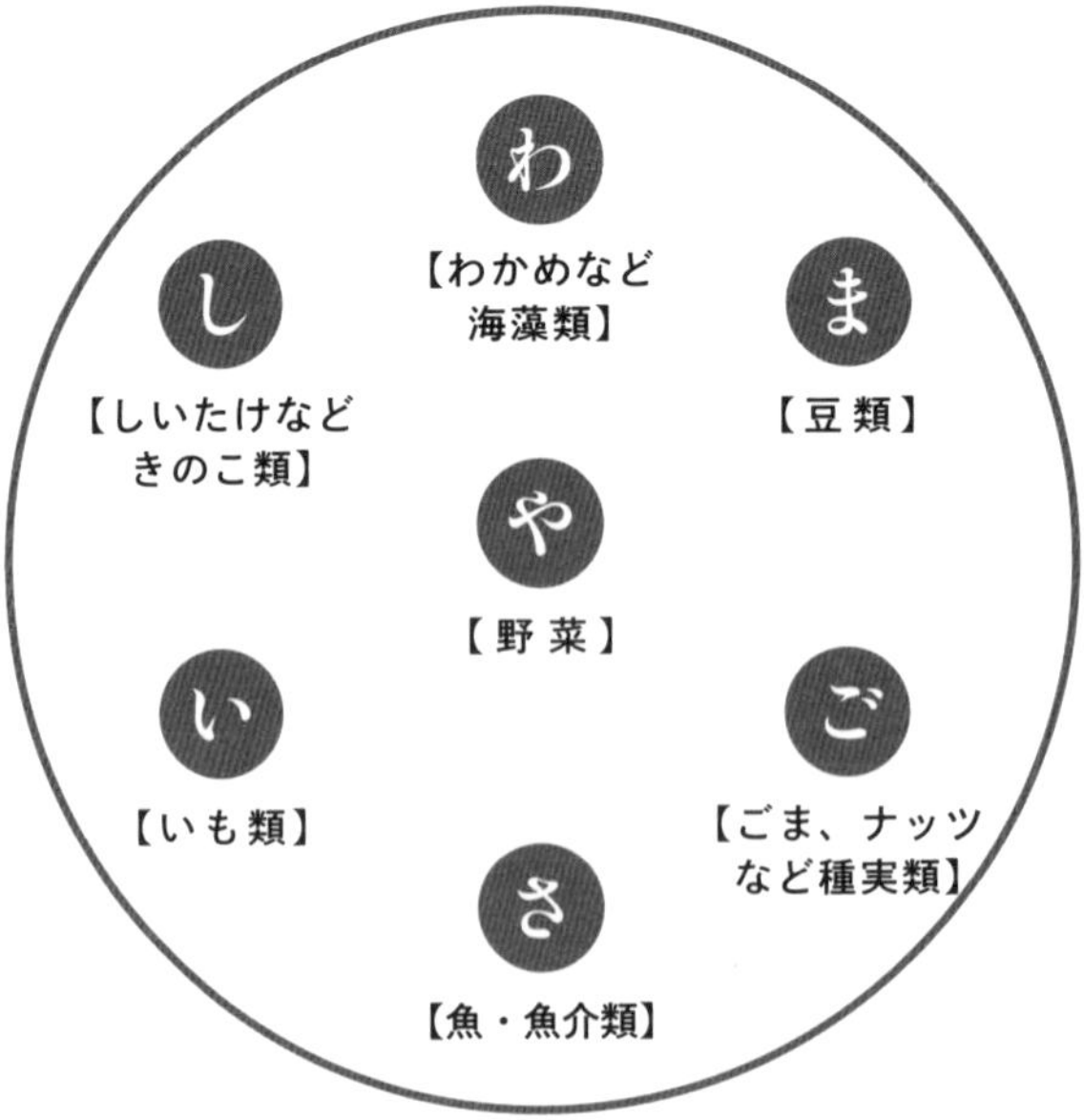

すぐでき副菜ベスト10

出すだけ
切るだけ
加熱するだけ！

ま 豆＋発酵食

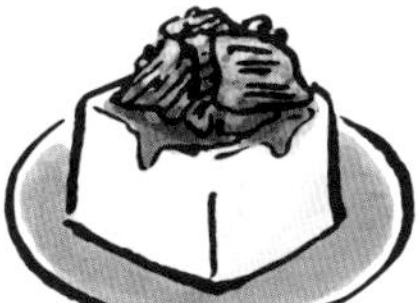

キムチ豆腐

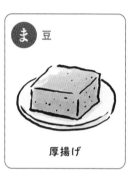

ま 豆

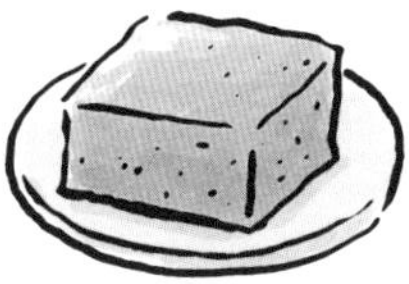

厚揚げ

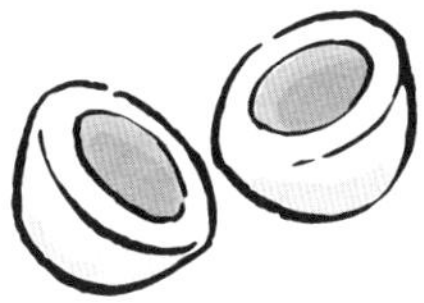

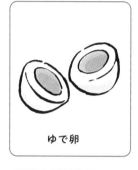

ゆで卵

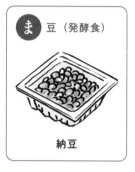

ま 豆（発酵食）

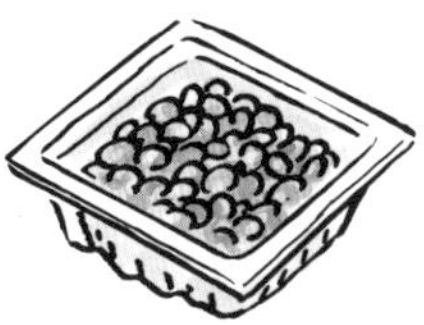

納豆

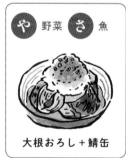

や 野菜 さ 魚

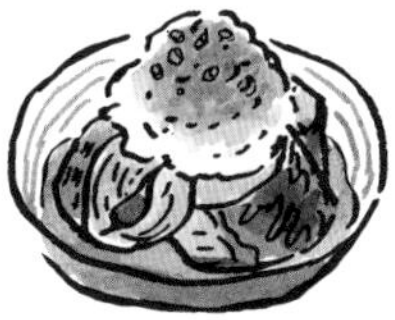

大根おろし＋鯖缶

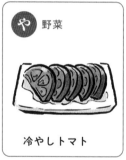

や 野菜

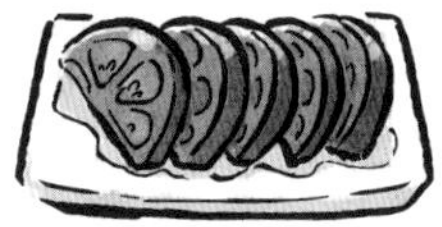

冷やしトマト

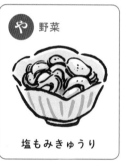

や 野菜

塩もみきゅうり

や 野菜 わ 海藻

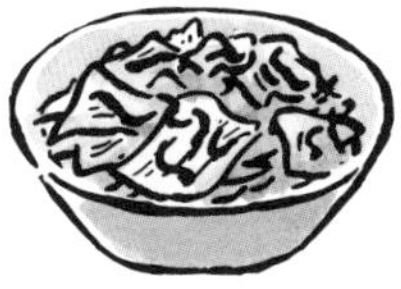

キャベツ＋塩昆布＋ごま油

や 野菜＋発酵食

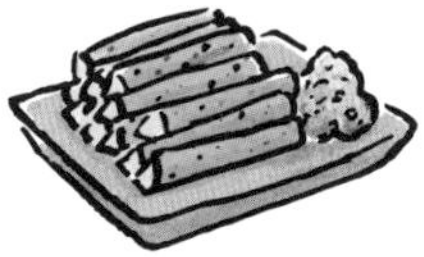

きゅうり＋味噌

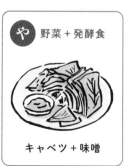

や 野菜＋発酵食

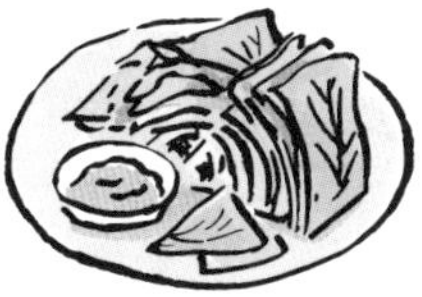

キャベツ＋味噌

100 kcal
糖質5.4g
たんぱく質7.3g

副菜としてカロリーは高めだけど
良質なたんぱく質でカリウムも◎

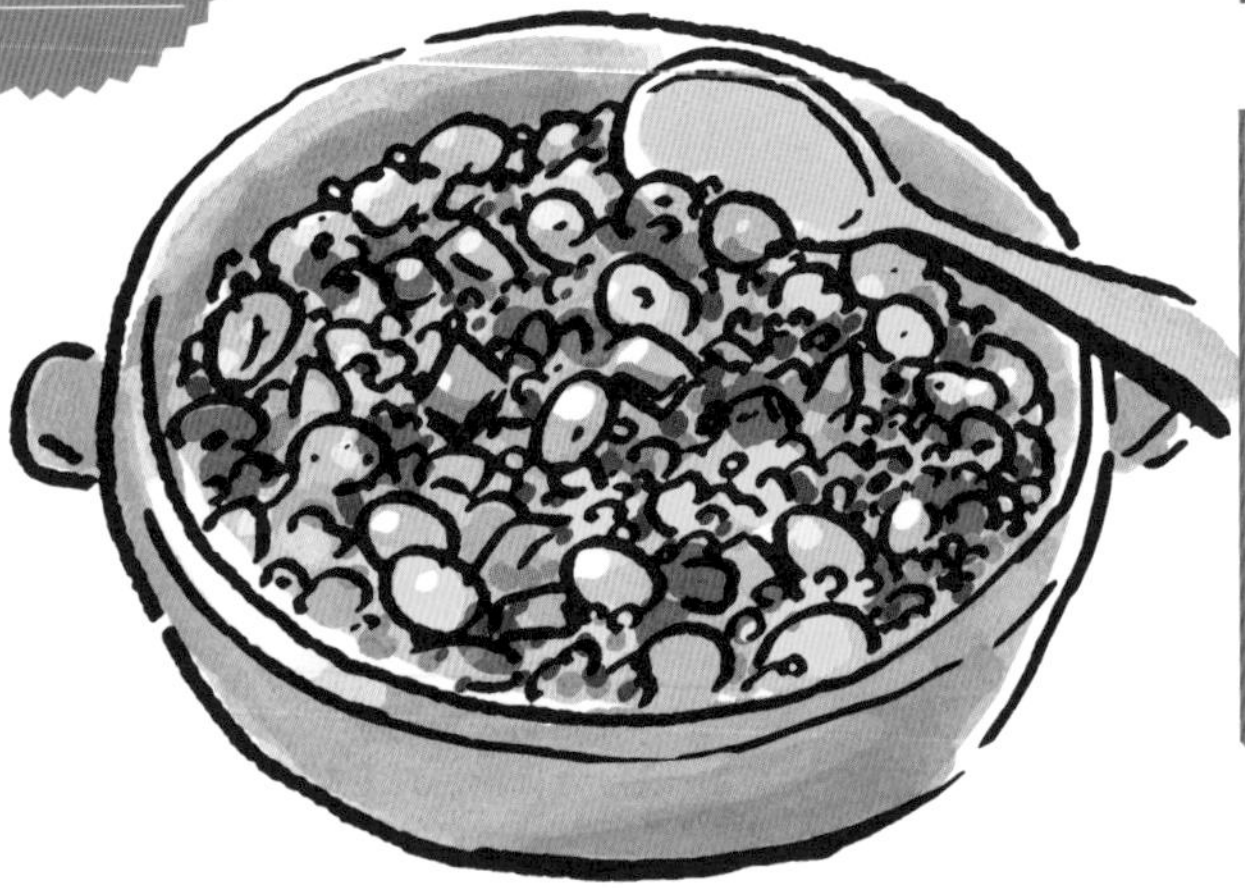

おすすめ
作り置き
副菜
ま
【豆】

保存
冷蔵(3~5日)
冷凍(1か月)

大豆のチリコンカン風

材料(作りやすい分量・約7人分)

大豆の水煮 …… 1袋(150g)
＊水は切っておく
豚ひき肉(赤身) …… 100g
＊牛赤身、鶏むねのひき肉でも可
にんにくチューブ …… 2㎝
玉ねぎ …… 1個(150g)
ピーマン …… 2個(100g)
＊セロリでも可
カットトマト水煮缶 …… 1/2缶(200g)
オリーブオイル …… 大さじ1

A
塩 …… 小さじ1/2
味噌 …… 大さじ1
みりん …… 大さじ1
＊チリペッパー、クミンシード(あれば)少々

作り方

❶ 玉ねぎとピーマンはみじん切りにしておく。
❷ 鍋にオリーブオイルをひいて、豚ひき肉を炒める。色が変わったら、にんにくチューブと❶を入れてさらに炒める。
❸ 玉ねぎが透き通ってきたら、大豆の水煮を加え、カットトマト水煮缶、Aを入れて15分ほど弱火で煮込む。水分が程よくなくなったらできあがり。

＊大豆は、乾燥大豆を茹でて大豆の水煮を作ってもOK。その場合はたくさん茹でて小分けにして冷凍しておくと便利。

高野豆腐と干しえびのレンチン煮

91kcal
糖質2.5g
たんぱく質8.4g

保存
冷蔵（3～5日）

材料（作りやすい分量・約2人分）
高野豆腐 …… 2個（30g）
干しえび …… 大さじ1
A｜水 …… 100cc
｜しょうゆ …… 小さじ1
｜砂糖 …… 小さじ1

作り方
❶ 高野豆腐を水（分量外）で戻しギュッとしぼって、食べやすい大きさに切る。干しえびはさっと水で洗う。
❷ 耐熱容器に、❶とAを入れて、600Wの電子レンジでふんわりラップをして、4分加熱する。

＊干しえびは、じゃこや桜えびなどに変えてもOK。

たんぱく質も
カルシウムも豊富！

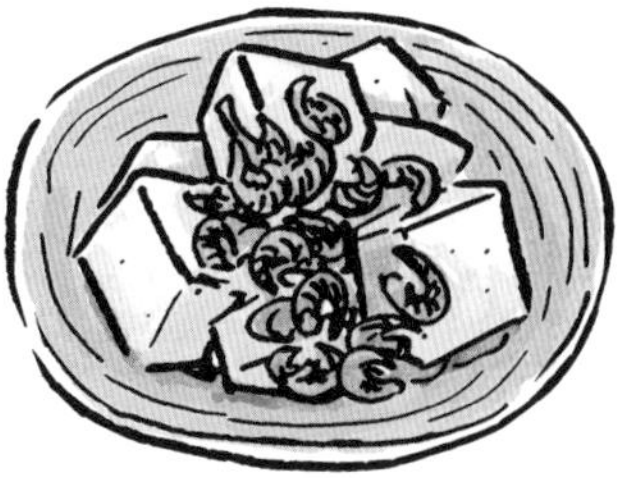

豆乳プディング

70kcal
糖質4.1g
たんぱく質5.2g

保存
冷蔵（2～3日）

材料（作りやすい分量・約4人分）
無調整豆乳 …… 1カップ（200cc）
卵 …… 2個
砂糖 …… 小さじ2
メープルシロップ、はちみつ、
だししょうゆなど……お好みで

作り方
❶ 卵2個をよくかき混ぜる。
❷ 無調整豆乳と❶、砂糖を入れてよく混ぜる。
❸ 四角い耐熱容器に入れふんわりラップをして、600Wの電子レンジで3分半加熱。粗熱が取れたら冷蔵庫で冷やす。食べるときに切り分けて、だししょうゆかメープルシロップまたははちみつをかける。

＊おかずとして食べたいならだししょうゆをかけ、スイーツとして食べたいならメープルシロップかはちみつをかける。

おかずにも
おやつにも

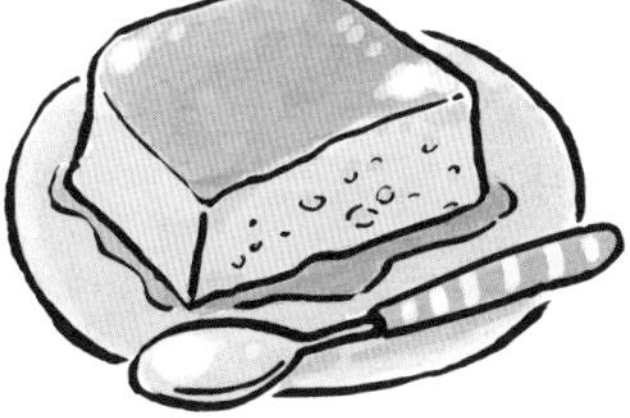

おすすめ
作り置き
副菜
ご わ
【ごま】【海藻】

玉ねぎとわかめのごまナムル風

47kcal
糖質4.0g
たんぱく質1.5g

保存
冷蔵（2～3日）

材料（作りやすい分量・約4人分）
玉ねぎ …… 1個（150g）
乾燥わかめ …… 5g
A ごま油 …… 小さじ1
　ポン酢 …… 大さじ2
　ごま …… 大さじ1

作り方
❶ 玉ねぎは半分に切って繊維に沿って薄切りにする。
❷ 乾燥わかめと玉ねぎを耐熱容器に入れ、水をかぶるくらいまで注いで600Wの電子レンジでふんわりラップをして2分加熱。
❸ お湯を捨ててザルに取り、粗熱が取れたら水気をギュッとしぼって、Aで和える。

食物繊維が多く
整腸作用も！

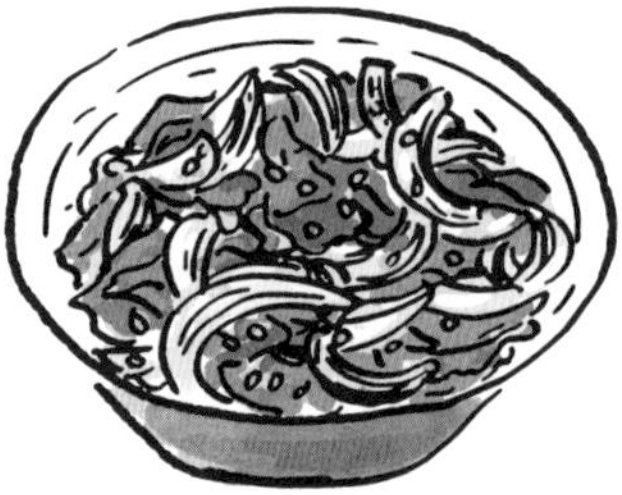

ひじきと切干大根の梅和え

34kcal
糖質4.4g
たんぱく質2.9g

保存
冷蔵（3～5日）

材料（作りやすい分量・約6人分）
乾燥ひじき …… 10g
切干大根 …… 1袋（40g）
ツナ水煮缶 …… 小1缶（70g）
＊汁ごと使う
めんつゆ（3倍濃縮）…… 小さじ2
梅干し …… 2個
＊種を取り細かく刻む

作り方
❶ 乾燥ひじきは鍋に水（分量外）を入れて沸騰後5分茹で、流水で洗う。切干大根はさっと洗って、耐熱容器に入れ、250ml（分量外）の水を加え600Wの電子レンジで4分加熱。
❷ ひじきと切干大根の粗熱が取れたら、水気をしぼり、ツナ缶を汁ごと入れ、めんつゆと梅干しを加えて和える。

低カロリーで
食物繊維も◎

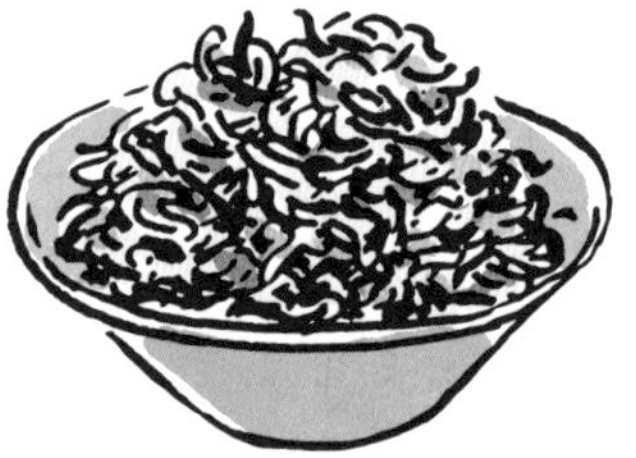

おすすめ
作り置き
副菜
や
【野菜】

にんじんのラペ

55kcal
糖質6.3g
たんぱく質0.7g

保存
冷蔵（3～5日）

材料（作りやすい分量・約4人分）
にんじん …… 1本（150g）
塩 …… 1つまみ
A | オリーブオイル …… 小さじ2
　| レモン汁 …… 小さじ2
干しぶどう …… 20g
＊他のドライフルーツでも可
ナッツ（砕く） …… あれば5g

作り方
❶ にんじんは5㎝の千切りにして塩を振り、10分置く。
❷ ❶の水気を絞り、Aで和えたら干しぶどうやナッツを混ぜる。

ビタミンA
たっぷり

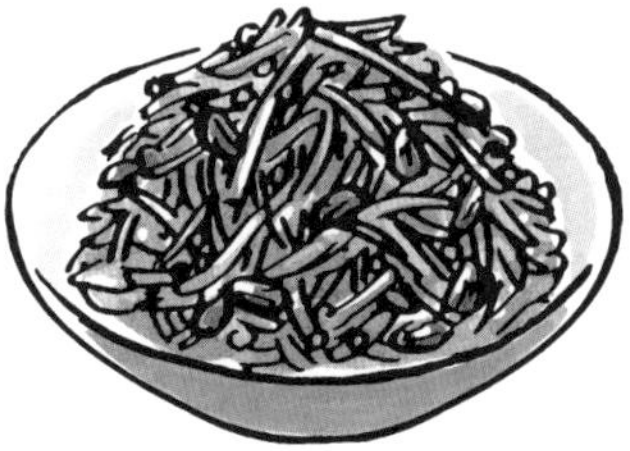

ピーマンのおかか煮

55kcal
糖質4.1g
たんぱく質1.2g

保存
冷蔵（3～5日）

材料（作りやすい分量・約5人分）
ピーマン …… 6個（300g）
＊ししとうやパプリカでも可
ごま油 …… 大さじ1
酒 …… 大さじ2
みりん …… 大さじ1
しょうゆ …… 大さじ1
かつおぶし …… 1パック（2g）

作り方
❶ ピーマンはヘタと種を取り半分に切る。
❷ フライパンにごま油をひき、❶を焼く。両面をこんがり焼きつけたら酒を入れ、蓋をして弱火にする。
❸ くたっとしたら、みりんとしょうゆを入れてからめ、火を止めてかつおぶしを入れる。

ビタミンC
たっぷり

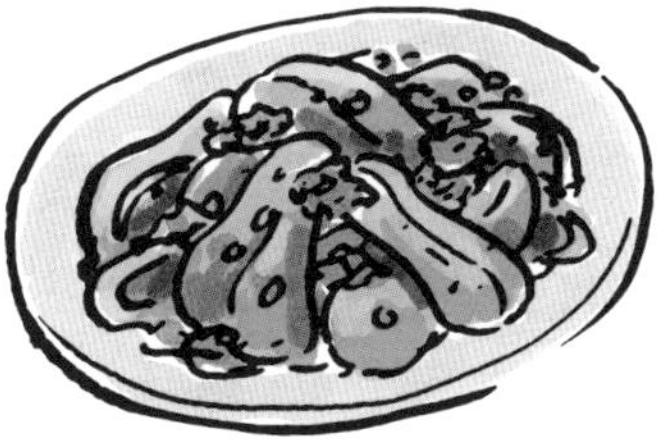

28kcal
糖質0.4g
たんぱく質2.9g

低カロリーでカルシウムも◎
骨粗しょう症予防にも！

おすすめ
作り置き
副菜
さ
【魚】

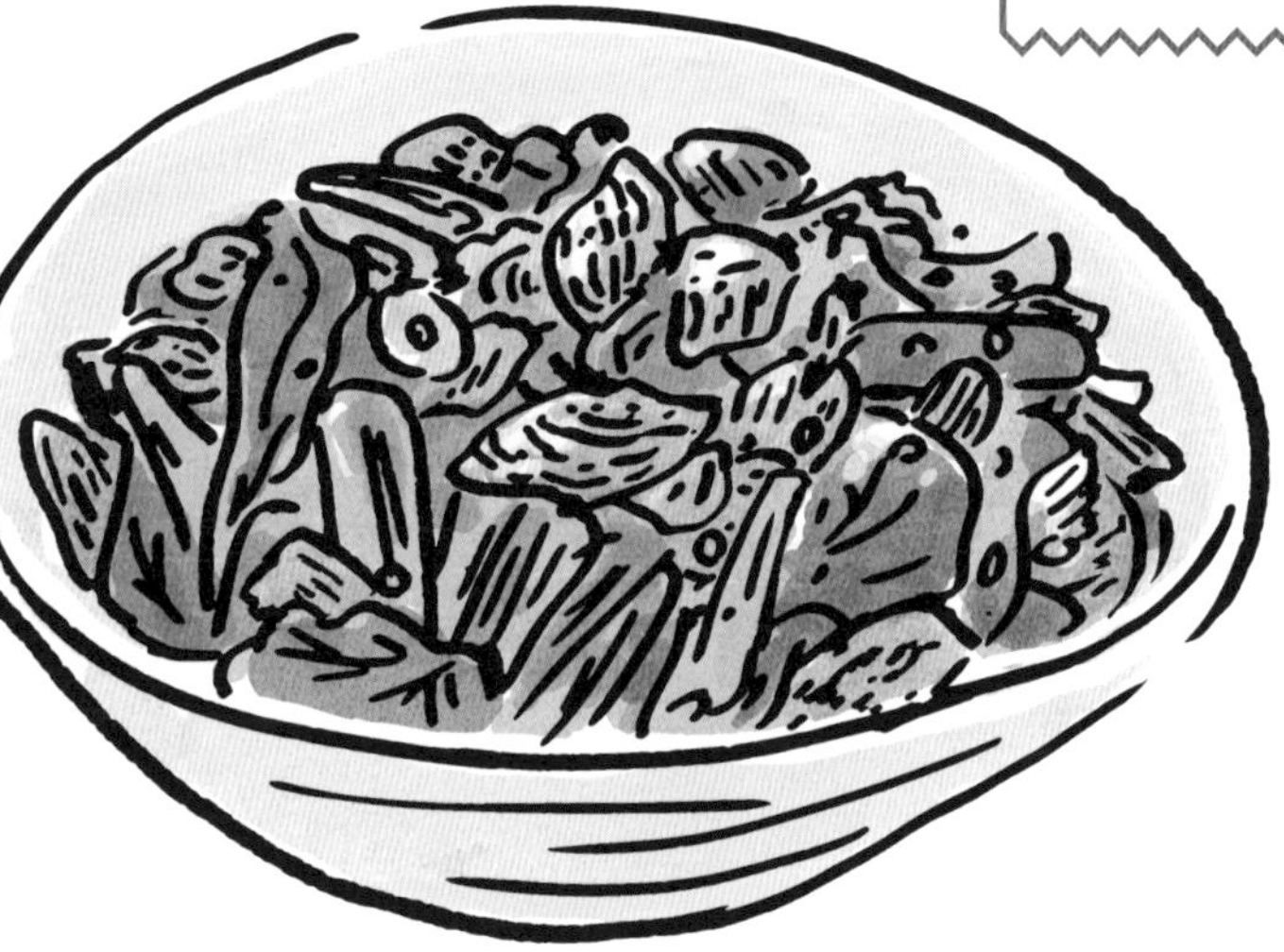

鮭《さけ》の中骨缶と小松菜のさっと煮

保存
冷蔵（2～3日）

材料（作りやすい分量・約8人分）

鮭の中骨缶 …… 1缶（170g）
＊汁ごと使う
小松菜 …… 5株（200g）
ごま油 …… 小さじ1
しょうがチューブ …… 2㎝
中華だし …… 小さじ1

作り方

❶ 小松菜は根元を取り5㎝に切る。フライパンにごま油を熱して小松菜を炒める。
❷ 汁ごと鮭の中骨缶、しょうがチューブ、中華だしを入れ、鮭をくずしながらさっと煮る。

おすすめ
作り置き
副菜
し い
【きのこ】【いも】

きのこの柚子胡椒《ゆずこしょう》マリネ

23kcal
糖質2.1g
たんぱく質1.9g

保存
冷蔵（3～5日）

材料（作りやすい分量・約5人分）
しいたけ …… 6個（100g）
しめじ …… 1パック（100g）
エリンギ …… 1～2本（100g）
＊きのこは合わせて300gであれば何でもOK
オリーブオイル …… 小さじ1
A | コンソメ（顆粒）…… 小さじ1
ポン酢 …… 大さじ1
柚子胡椒 …… 小さじ1

作り方
❶ しいたけとエリンギは石づきをとり、5㎜幅に切る。しめじは石づきをとり、適当な大きさにほぐす（他のきのこの場合も同様。少しぶ厚めに切ったほうが食感が残っておいしい）。
❷ フライパンにオリーブオイルを熱して、❶を入れ、あまり動かさずに強火で加熱する。途中で全体を返し、こんがりするまで焼く。
❸ Aを入れて全体を混ぜる。

低カロリー。
食物繊維も！

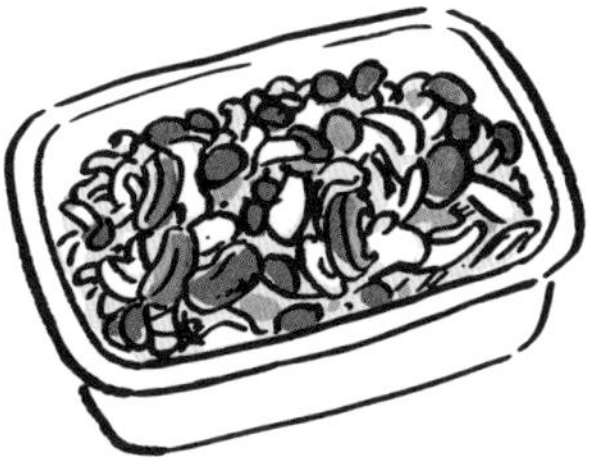

しらたきのピリ辛煮

15kcal
糖質0.9g
たんぱく質0.6g

保存
冷蔵（3～5日）

材料（作りやすい分量・約5人分）
しらたき（糸こんにゃく）…… 1袋（350g）
和風だし（顆粒）…… 1袋（4g）
酒 …… 大さじ2
しょうゆ …… 大さじ1
七味唐辛子 …… お好みで

作り方
❶ しらたきは流水でよく洗い、水を切って、食べやすい長さに切る。
❷ 熱したフライパンに❶を入れてかき混ぜながら、中火で水分を飛ばす。縮んでキュッとしてきたら、和風だしと酒を加えてさらに炒る。
❸ 水分がなくなったら、しょうゆをまわしかけてさっと炒め、お好みで七味唐辛子を振る。

食物繊維、
カリウムが豊富！

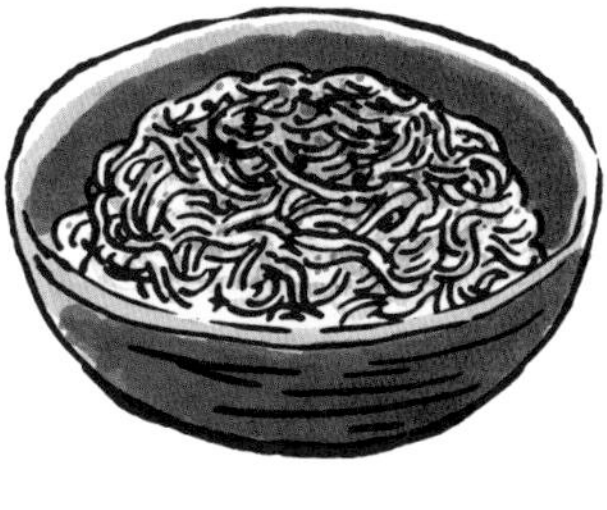

ダイエットON method 09

ONの日に食べたい 外食メニュー

3勤1休ダイエットは、外食中心の方でもメニューの選び方次第で無理なくできるのもポイント。家ごはんと同様、基本は定食形式で食べましょう。ここでは、ダイエットONの日でも安心して食べられる、「太らない！神メニュー」を紹介します。ファミレスやコンビニは商品の入れ替わりが激しいので、同じメニューがないときは上記を参考に。

太らない！ 神メニュー選び 3つのポイント

1 肉を食べるなら鶏！

鶏、豚、牛、それぞれメリットがありますが、脂が多いとカロリーが高くなるので注意。迷ったら脂が少なく高たんぱくの鶏肉を選ぶのがベター。調理方法も油を使わないものが望ましい。

2 味付けはシンプルイズベスト

外食の調味料は、高カロリーのものが使われている可能性もあるので、シンプルイズベスト。塩、こしょう→さっぱり系（ステーキソース、ポン酢など）→トロトロ系（ホワイトソース、オーロラソースなど）の順で、太りやすくなると思っておこう。

3 料理の名前で決める

「低糖質の○○」「○品目の野菜」など、健康志向のメニューがあればそれを選んで。

ファミレス篇

ダイエット中ではない家族がいても、それぞれ好きなメニューを選べるのがファミレスの魅力。お子さんの食べ残しをいつも食べる羽目になる場合は、最初から食べる前提で少なめにオーダーしましょう。

意外とヘルシーなメニューが充実しています。特に「ジョイフル」は優秀！

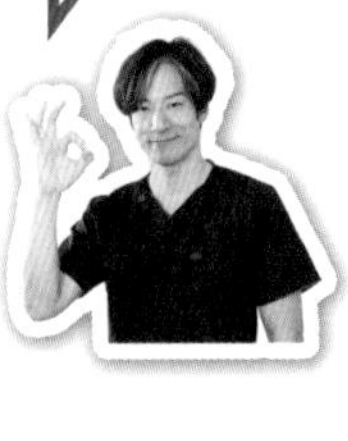

コスパ最強！世界一の
店舗数のイタリアン

サイゼリヤ

柔らか青豆の温サラダ

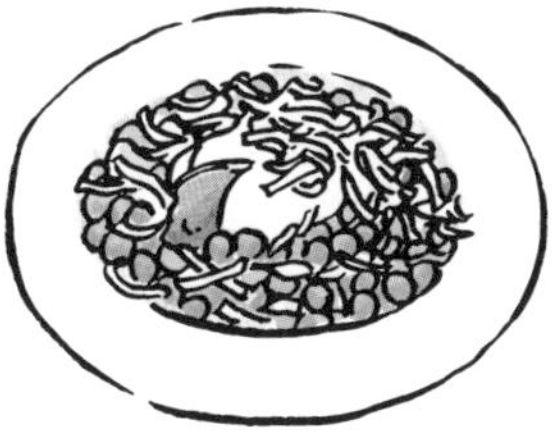

●小粒のグリンピース「ベビーピー」のやさしい甘さ ●食物繊維、たんぱく質、カリウムなどが豊富 ●ペコリーノチーズをかけても低カロリー

辛味チキン

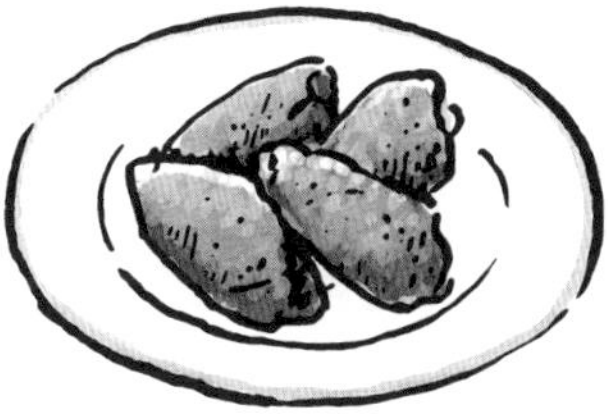

●柔らかくてジューシーな鶏肉 ●辛味成分のスパイスは代謝促進、発汗作用などがありダイエットに効果的 ●ダイエット食とは思えない肉々しさが◎

ムール貝のガーリック焼き

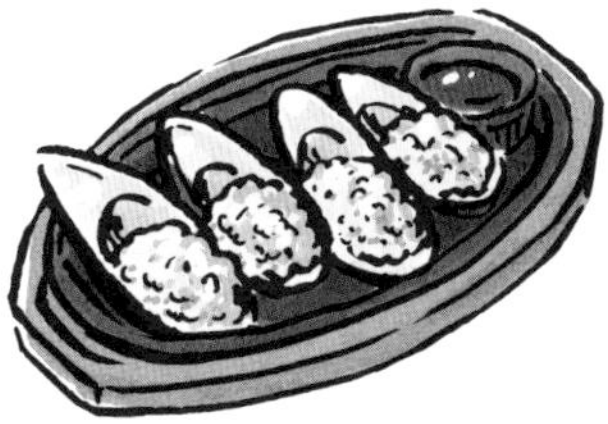

●170キロカロリー ●ムール貝はたんぱく質、脂質、炭水化物の３大栄養素のバランスが◎ ●ムール貝の亜鉛が体内の様々な働きをサポート

店舗数日本一！
和・洋・中がそろう

ガスト

若鶏のグリル 大葉おろし

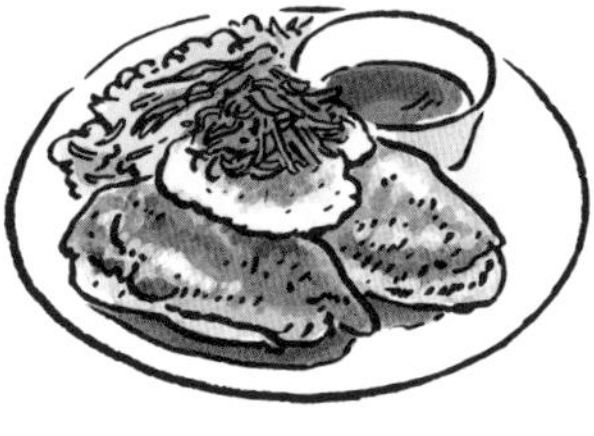

●鶏肉は低糖質で高たんぱく！ ●食物繊維、カリウム、βカロチンを多く含む大葉を使用 ●大根おろしが栄養素の消化吸収をサポート

焼き九条ネギのもろみチキン

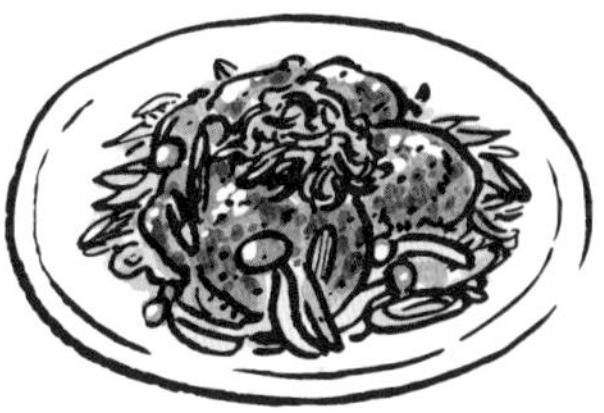

●腸内環境を整える「醤油もろみ」●九条ネギに含まれる「アリシン」には脂肪分解を促進し、代謝を高める効果が！ ●たんぱく質が豊富な鶏肉

ねばとろサラダうどん

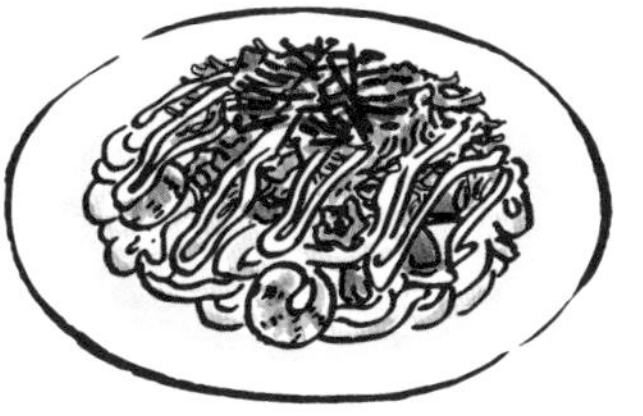

●エビはたんぱく質がたっぷり！●オクラのネバネバは血糖値の急上昇を防ぐ ●長いもに含まれる「アルギニン」が脂肪の燃焼＆分解を促進

ステーキ・ハンバーグが豊富
がっつり派の聖地

ココス

カットステーキ

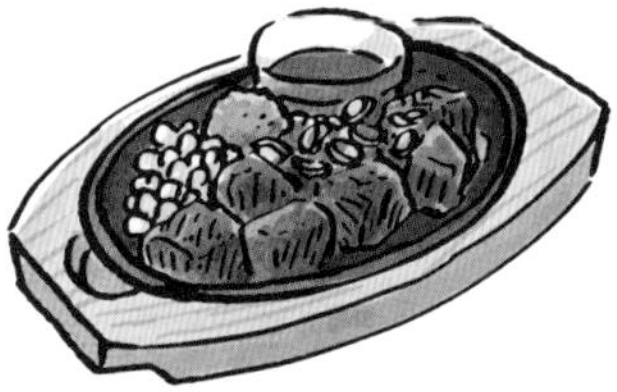

●鉄分が豊富な牛肉がたっぷり。ダイエット中の鉄分不足に ●牛肉に含まれるL-カルニチンが脂肪燃焼を促進 ●アツアツだから早食いを防ぐ効果も

サーモンと真鯛のカルパッチョ

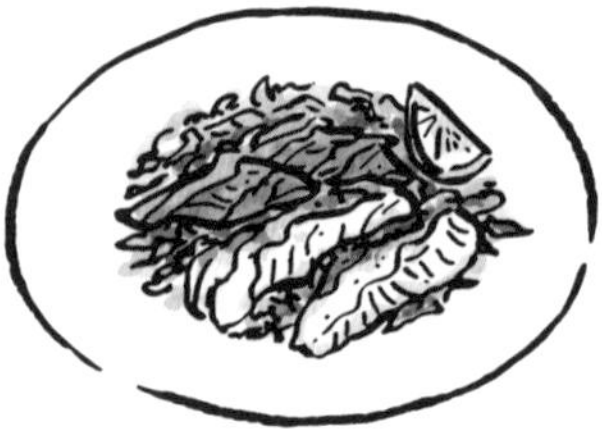

●サーモン、真鯛はたんぱく質、脂肪酸が豊富 ●魚に多いDHAやEPAが動脈硬化を防ぎ、LDLコレステロールを減らす働きがある ●114キロカロリー

ノンミートハンバーグとカリフラワーライスのヘルシープレート

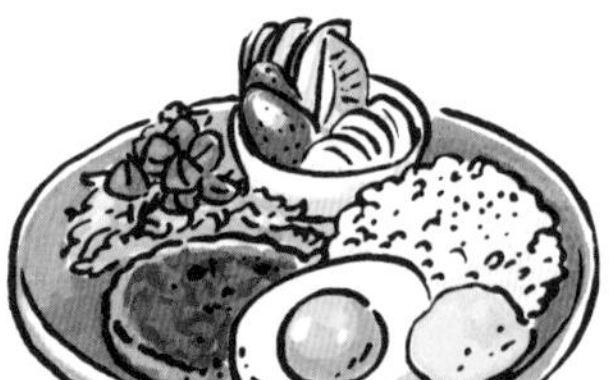

●肉の代わりに大豆を使用 ●白米の代わりに「もち麦入りのクリームリゾット風カリフラワーライス」を使用 ●お腹は大満足なのに低糖質・低カロリー

健康系メニュー
「バランスレシピ」が人気

ジョイフル

豚肉とキャベツのポン酢かけ定食

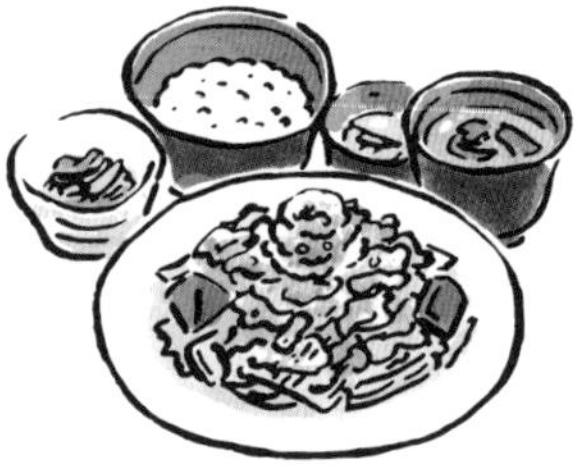

●定食だからバランスよく食べられる ●豚肉のビタミンB_1が糖質の代謝を促進 ●味噌汁が満腹度をアップ

4種の雑穀とチキンのスープセット トマト仕立て

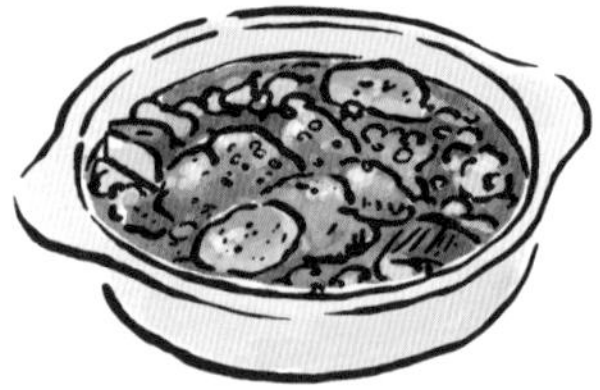

●低糖質＆高たんぱくの鶏肉を使用 ●雑穀が腸内をデトックス ●トマトのリコピンが代謝をサポート

キヌアとサラダのバランスカフェプレート

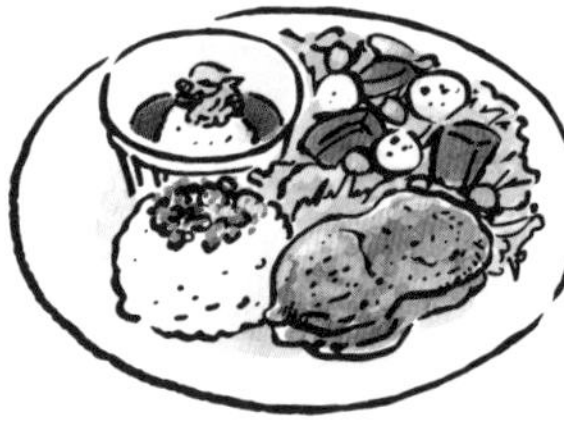

●米、肉、野菜が摂れる定食スタイル ●キヌアには鉄や葉酸、カルシウムが豊富 ●432キロカロリー

様々な世代で楽しめる
豊富なメニューが魅力

デニーズ

おろしハンバーグ（大豆ミート）

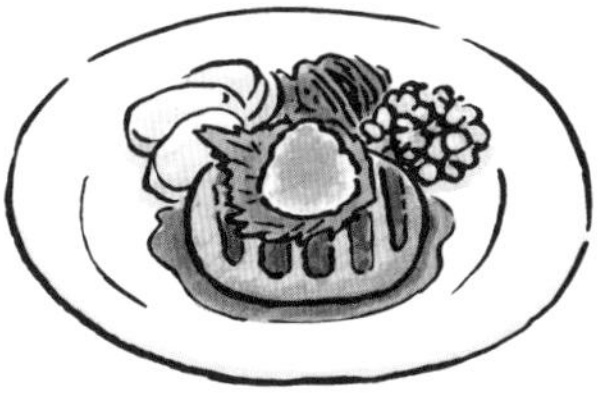

●多くのハンバーグが＋100円（税込）で大豆ミートに変更可 ●専用に開発された大豆を使用 ●大豆ミートは植物性たんぱく質、食物繊維が豊富

あぐー豚のしゃぶしゃぶ～おろしソース

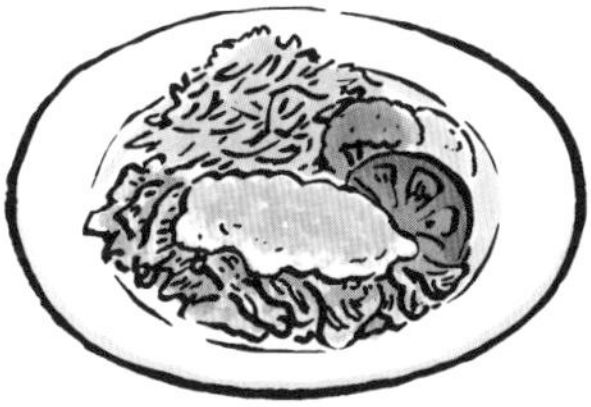

●上品な和風だしのソースでさっぱり ●しゃぶしゃぶにピッタリの、肉質が柔らかい沖縄原産の「あぐー豚」を使用 ●大根の酵素がダイエットを促進

ゼロミートハンバーグ～サラダ仕立て

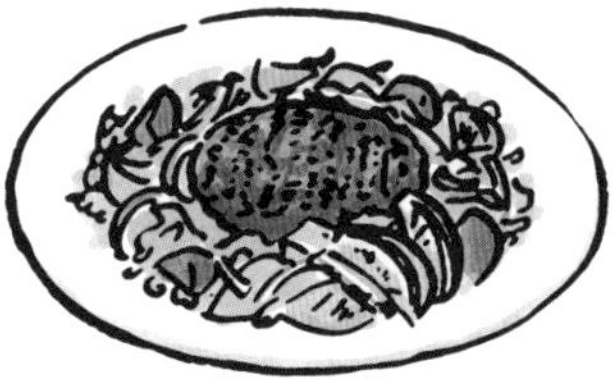

●肉の代わりに大豆ミートを使用 ●野菜たっぷりで満腹度が高い ●アボカドに含まれる食物繊維が腸内をすっきりきれいに

宅配メニューも充実
中華好きならここ！

バーミヤン

おつまみバンバンジー

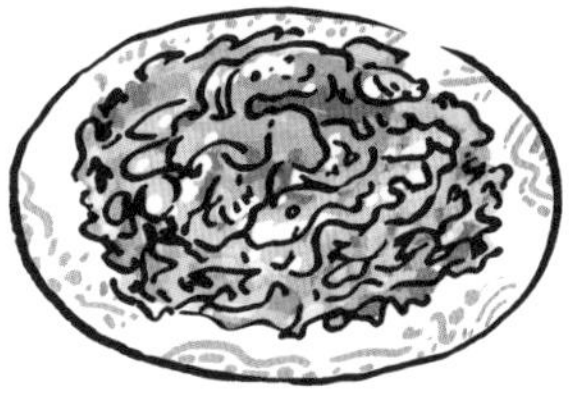

●低糖質・高たんぱくの鶏肉を使用 ●ごまにはコレステロールを下げるリノール酸とLDLコレステロールを下げるオレイン酸が豊富 ●108キロカロリー

チンジャオロース

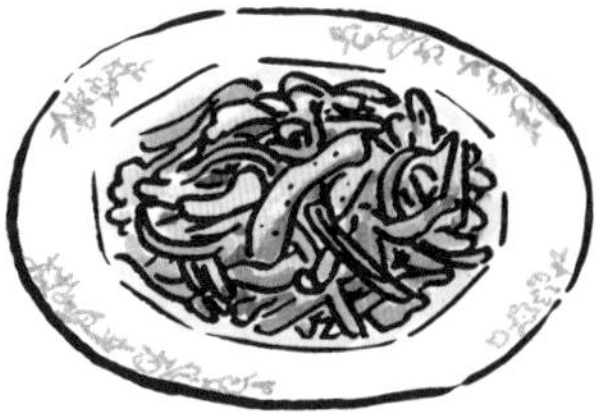

●細切り豚肉とシャキシャキ野菜で、肉と野菜をバランスよく摂れる ●ビタミンB_1が豊富な豚肉を使用 ●コクと旨味があるソースで食べごたえ満点

野菜炒め

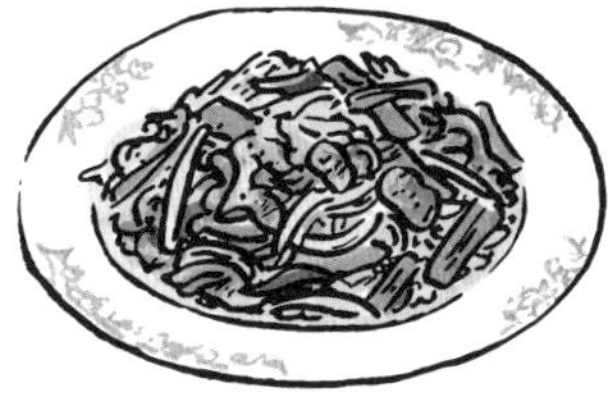

●強火でサッと炒めたシャキシャキの野菜がたっぷり ●豚肉で満腹度がアップ ●食物繊維が豊富なきくらげも入っている

コンビニ篇

健康志向や個食化のニーズに応えるべく、各社がしのぎを削ってオリジナルメニューを開発。セブン-イレブンとファミリーマートは、「〇日分の野菜」シリーズが人気。ローソンは食事からお菓子までヘルシー系が充実しています。

コンビニはスイーツやお菓子など誘惑も多いので、目的のコーナーに一直線で向かいましょう。

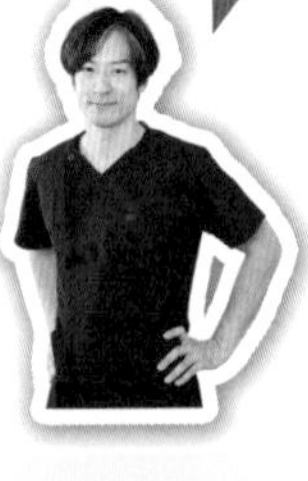

弁当やおにぎりなど
オリジナル商品がズラリ

セブン-イレブン

1/2日分の野菜 スタミナキムチ鍋

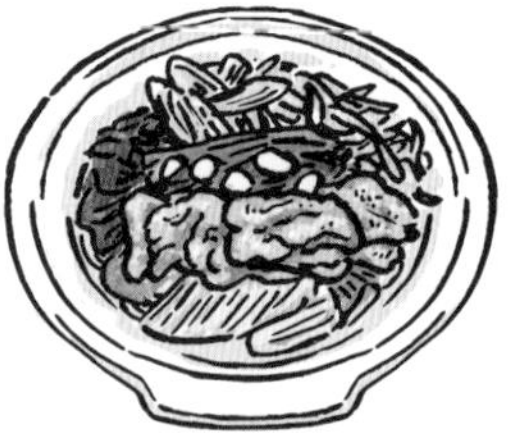

●野菜をたっぷり摂れる「1/2日分の野菜」シリーズ ●汁物で体が温まるうえ満腹感も高い ●キムチのカプサイシンで代謝アップ

わかめ御飯おむすび（三陸産わかめ使用）

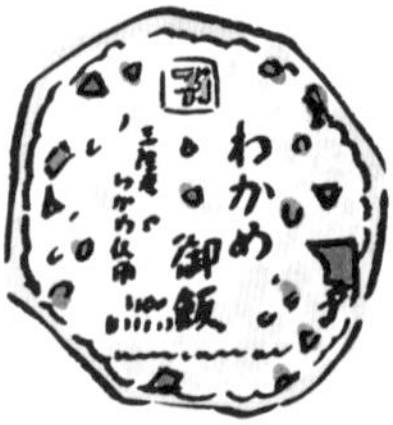

●わかめは食物繊維が豊富で血糖値を下げる作用もある ●肉厚なわかめも混ざっているので食べ応えあり ●161キロカロリー

おろしと食べる 豚もやし

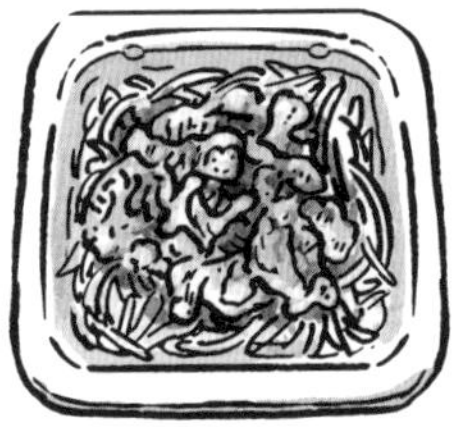

●低カロリー・低糖質のもやしがたっぷり ●豚肉のビタミンB_1が糖質の代謝をサポート ●味付けも、おろしポン酢でヘルシー

スローガンは「マチの健康ステーション」

ローソン

1食分の野菜が摂れる チキンのチーズトマト煮

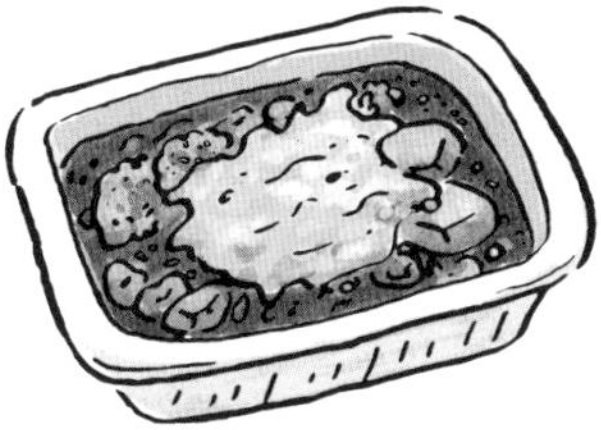

●トマトのリコピンで代謝アップ ●まろやかなチーズソースが満腹度を上げる ●じゃがいも、にんじんなどの野菜の旨味が凝縮

食物繊維が摂れる 枝豆と塩昆布おにぎり

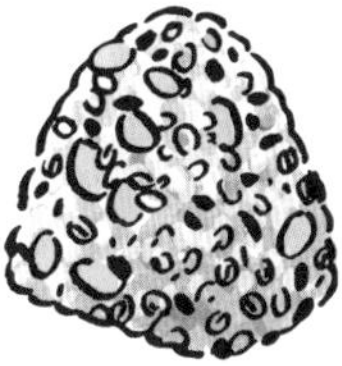

●もち麦入りだから血糖値が上がりにくい ●枝豆はたんぱく質、カリウム、食物繊維が豊富 ●低カロリーの昆布はダイエットにぴったり

NLブランパン ～乳酸菌入～

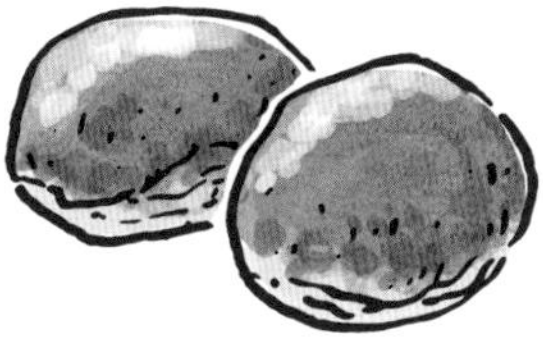

●低糖質で人気のブランパンシリーズ ●1個あたりの糖質はわずか2g ●68キロカロリー

少量パッケージの「ファミデリカ」が人気

ファミリーマート

鶏のうまみ！鶏そぼろ弁当

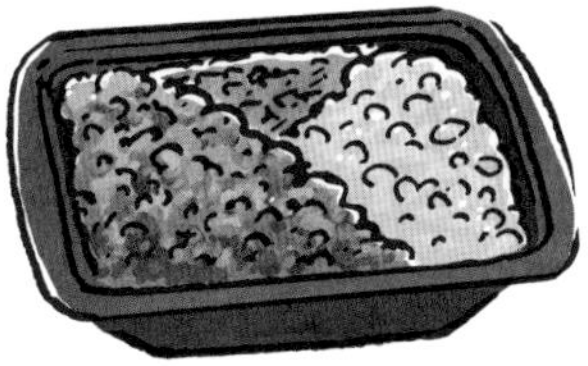

●鶏肉と卵の良質なたんぱく質が摂れる ●小容量ながら満足感が高い ●塩味ある信州菜が全体の味を引き締める

コチュジャン風味の ピリ辛肉味噌ビビンバ

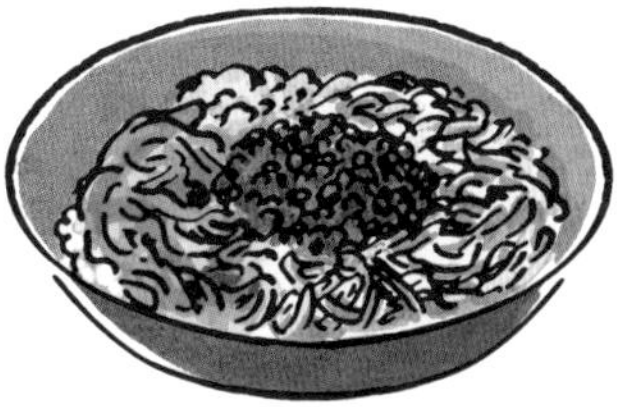

●ナムルたっぷりでおいしく野菜を摂れる ●もち麦を混ぜたご飯を使用 ●トレー付きだから食べやすい

たんぱく質19.9g グリルチキン ブラックペッパー

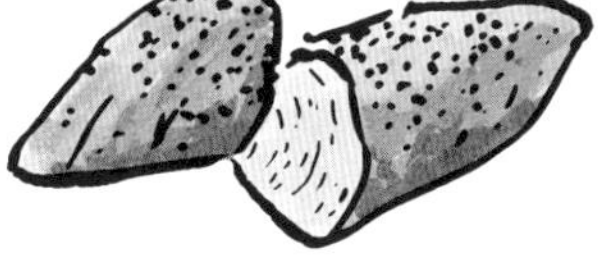

●ブラックペッパーを表面にふりかけた鶏むね肉 ●袋を開けて片手で食べられる ●たんぱく質を手軽に摂りたいときはコレ！

痩せる

外食 TOPICS

「ファミレス編」や「コンビニ編」では紹介しきれなかった、ダイエットに役立つ「トピックス」をご紹介。ファストフードも人気チェーンもコンビニも賢く利用して、ダイエットを加速させましょう。

すき家

「牛丼ライト」

ごはんの代わりに豆腐＆サラダを使ったヘルシーな牛丼。ゆずポン酢のすっきりした味わい。しんなりした玉ねぎ、味がしみこんだ柔らかい肉、シャキシャキの野菜がそれぞれ異なる食べごたえを生み、満腹度も◎。カロリーは牛丼並盛りが733キロカロリーなのに対し、牛丼ライトは425キロカロリー。

CoCo 壱番屋

「低糖質カレー」

一見、普通のカレーなのに低糖質をかなえる秘密はライスにあり。実は**使っているのはライスではなく、細かく刻んだカリフラワー。**通常のポークカレーが糖質83.3ｇ、714キロカロリーなのに対してこれは糖質16.5g、268キロカロリー。くせがなくルーによくなじむので、カレー感を損なわない！

リンガーハット

「低糖質麺」

小麦粉の使用量を減らし、**難消化性でんぷんを使用した独自の低糖質ミックス粉を開発**。従来品に比べて糖質約30％オフ、食物繊維量約８倍を実現。ちゃんぽん類の商品に＋200円（税込）で変更可能。めんの弾力・食感にもこだわった逸品。

ローソン

「ダイエットお菓子」

パッケージに「**ナチュラルローソン**」**のマークが入ったお菓子は、独自の基準をクリアした健康志向の商品**である証し。チョコ、干しいも、チップス、クッキーなどジャンルが豊富。シュークリームやティラミスなどの「糖質を考えた」シリーズも要チェック。

モスバーガー

「菜摘《なつみ》」

バンズの代わりに３～４枚の大きなレタスで具材を包み込んだハンバーガー。フィッシュ、テリヤキチキン、海老カツなど全７種。バンズを使っていないから糖質を大幅にカットできるのはもちろん、シャキシャキのレタスが何より美味。具材の旨味が強く感じられるのもうれしい。

ダイエットON method 10

ON&OFF 1週間はこんなイメージ！

水	木	金	土
ON	OFF	ON	ON
・ミックスサンド ・無糖ヨーグルト ・サラダチキン	・鮭おにぎり ・目玉焼き	スムージー 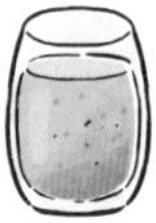	・卵サンド ・ベビーチーズ ・サラダチキン
昨晩の主食を味変！ 【主菜】 ・具沢山スープ（トマト味） 【副菜】 ・きゅうり＋味噌 ・ゆで卵 【主食】 ・チーズトースト	昨晩の残り＋「作り置き副菜」。お弁当にも◎ 【主菜】 ・唐揚げ 【副菜】 ・ピーマンのおかか煮 ・キャベツ＋味噌 【主食】 ・ごはん	ファミレスで外食 【主菜】 ・おろしハンバーグ 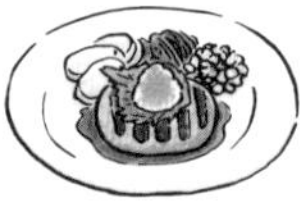 【副菜】 ・サラダ 【主食】 ・ごはん	昨晩の残り＋「すぐでき副菜」 【主菜】 ・肉野菜炒め 【副菜】 ・キムチ豆腐 ・納豆 【主食】 ・ごはん
【主菜】 ・肉料理（唐揚げ） 【副菜】 ・玉ねぎとわかめのごまナムル風 ・しらたきのピリ辛煮 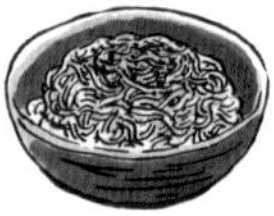 【主食】 ・ごはん	こってりも、がっつりも、甘いものもお酒もOK！ 自由！ ・かつ丼 ・味噌汁 ・ビール	【主菜】 ・肉野菜炒め（牛肉＋ブロッコリー） 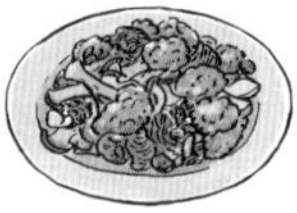 【副菜】 ・大豆のチリコンカン風 ・ひじきと切干大根の梅和え 【主食】 ・ごはん	【主菜】 ・魚料理（鯖缶とキャベツのレンチンカレー煮） 【副菜】 ・焼き厚揚げ ・豆乳プディング 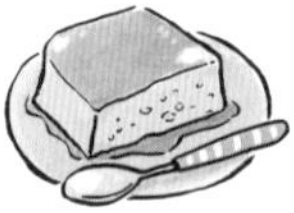 【主食】 ・ごはん

これなら
ガマンすることは
ほぼない
ですね

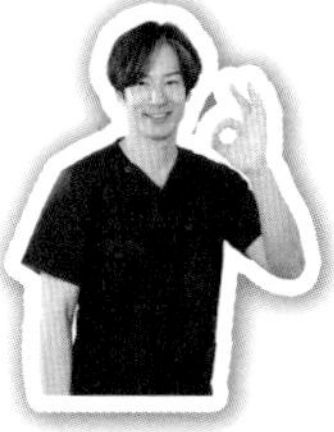

早速、巻末のページにレコーディングを始めましょう！

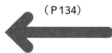

（P134）

	日	月	火
	OFF	ON	ON
朝食	・ミックスサンド ・無糖ヨーグルト	プロテイン	・納豆ご飯 ・キムチ 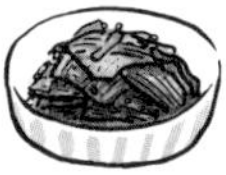
昼食	ファストフードで大好物をぺろり♪ 自由！ ・ハンバーガー ・ナゲット ・コーラ ・アップルパイ	調理不要！並べるだけ 【主菜】 ・刺身 【副菜】 ・キムチ豆腐 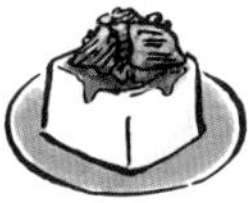 ・しらたきのピリ辛煮 【主食】 ごはん	昨晩の残りをロコモコ風の「のっけ丼」に 【主菜】 ・ハンバーグ 【副菜】 ・ゆで卵 ・冷やしトマト 【主食】 ・ごはん
夜食	【主菜】 ・魚料理（焼きホッケ） 【副菜】 ・にんじんのラペ ・キムチ豆腐 【主食】 ・ごはん	【主菜】 ・肉料理（ハンバーグ） 【副菜】 ・塩もみきゅうり  ・ピーマンのおかか煮 【主食】 ・ごはん	【主菜】 ・具沢山スープ（コンソメ味） 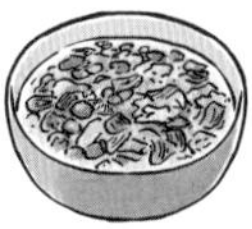 【副菜】 ・高野豆腐のレンチン ・きのこのマリネ 【主食】 ・雑穀米

Question

こんなときはどうすればいい？ダイエット実践後、よくあるQ＆A

Q 家族の中で自分だけダイエットをしているからなかなかうまくいかない

A

ダイエットをしていない家族は、毎日娯楽食を食べたがることもあると思います。そうすると、それぞれ用意するのは大変だから、自分も娯楽食ばかりになってしまうことがありますよね。そういう場合は、主菜は同じ娯楽食でもかまいません。ただし、**娯楽食の量は少なめにして、その分、副菜を多めに食べるようにしてください**。もちろん、ONの日は娯楽食を控えるのがベターです（特にNG30品）。けれども、それを完璧に守るために、自分用と家族用の食事を作るなんて大変ですよね。だから、そんなに頑張らなくて大丈夫。大切なのは、自分を追い込まないことです。

また、お子さんが小さいと、食べ残しを捨てるのがもったいないから、仕方なくそれを食べることもあるでしょう。食べ物を大事にするのは、とても素晴らしいことです。しかし、あなたの胃袋はゴミ箱ではありません。**ゴミ箱に捨てるか、それともあなたの胃袋をゴミ箱にするのか**。それを決めるのはあなたです。

Q

最初は順調だったのに、最近は体重がなかなか減らない

A 多くの場合、ダイエットを始めて1か月〜1か月半ぐらいで停滞期が訪れます。最初の1か月は簡単に体重が減ることが多いので、「このままどんどん痩せられる!」と思っていたら、急に体重が落ちなくなり不安や焦りを感じるかもしれません。でも、**停滞期はダイエットが順調な証し**です。人体にはホメオスタシスという機能が備わっており、体を一定の状態に保とうとします。そのため、体重が急に減ると、体を飢餓状態から守るために省エネモードに切り替わり、体重が減りにくくなるのです。しかし、体がそれに慣れてくれれば機能はオフになり、また体重が落ちていきます。

ただし、**最初から体重がまったく減らない場合は、小麦が原因のこともあります。**実は、小麦に含まれているグルテンが体質に合わない方が一定数おり、ダイエットを阻むことがあります。私の肌感覚では7人に1人程度。小麦製品を摂るのを2週間やめてみて効果が出たら、小麦製品を「NG30品」に加えて食べる頻度を減らしましょう。

Q

お酒が大好きだからやめられない ONの日でもお酒を飲んでいい？

A

「NG30品」（P34～）には、ビール、日本酒、甘いお酒が含まれています。だから、「やっぱりダイエット中にお酒は飲んじゃいけないのか」と、ガッカリする方が多いのですが大丈夫！　**OFFの日であれば、ビール、日本酒、甘いお酒もOKですし、ONの日であっても、お酒をガマンする必要はありません。**「飲まない」のではなく「飲んでもいいお酒を飲む」ようにしましょう。飲んでいいお酒の具体例はP102～を参照してください。

Q

プロテインが口に合いません おすすめがあれば教えて！

A

たしかに「舌触りがザラザラするのがイヤ」「人工的な甘みが苦手」という声は聞きます。前者の場合は、粉をしっかり溶かすことが大事。プロテインの性質上、水温が常温以外だとダマができやすいので、**常温の水でしっかりシェイクしましょう。**後者の場合は、一般的にはチョコレート系、紅茶系、いちご系などは、人工甘味料感が強いかもしれません。一方、**黒ごまきな粉風味のような、自然由来の甘さが感じられるものは、比較的甘みがナチュラル**です。甘味料不使用のものもあるので、いろいろ試してみてください。ちなみに私のおすすめは、「ザバス　ミルクプロテイン　脂肪0＋SOY」です。

Q 間食やデザートはどれくらいの量ならセーフ？

A ダイエットをしていると細かいことが気になってきますよね。「そもそも間食というのはどこまでが間食？（食後すぐに食べれば間食にはならない？　一口でも間食になる？）」「デザートは○○の場合は何個までOKで、△△の場合は？」など。真面目な方ほど本書で説明しきれない細部が気になり、悩んでしまうかもしれません。

そのような頑張り屋の方に最も伝えたいことは、「**細かいことは気にしなくてOK**」ということです。完璧にやろうとすると、少しでもうまくいかなかったときに挫折しやすくなりますし、そもそも、人体というのは数字できっちりプログラムされるものではありません。糖質10gならOKだけど11gならダメという風に、線引きできるものではないのです。だから**大切なのは全体像を守ること。つまり、3勤1休で健康的な食生活を送ること**です。

Chapter

3

ダイエット挫折の危機!?
辛いときの抜け道メソッド

間食をガマンできなかったり、体重が落ちにくかったり。3か月の間には、ダイエットを挫折させる試練が幾度となく襲ってきます。でも、本書のダイエットは、そんな試練が訪れるのも想定内。ダイエットを阻む壁にぶち当たったら、真正面から突破しようとするのではなく「抜け道」を通りましょう。歩みを止めないための抜け道を26個紹介します。

抜け道 method 01

ごはんを食べたのにまだ足りない…（泣）

1 よく噛んで食べる

ごはんを食べたのに満腹感がないと、おかわりしたり、デザートを食べたくなったりしますよね。でも、いざ食べてみるとお腹がパンパンになって、「あ～食べ過ぎた」と後悔することもあるのでは？ **「足りない！→食べすぎた」の根本的な原因は、ズバリ「早食い」**にあります。太っている方のほとんどは、早食いです。脳が満腹感を感じるには大体20分かかるといわれています。そのため、胃の立場からすると本当はもう満杯なのに、脳の立場からすると、例えばまだ10分しか経っていないから「足りない」と認識してしまう。その結果、食べすぎてしまうということが往々にして起こるのです。

ですから、食事をするときは、**脳が満腹度を正しくジャッジできるように、20分以上かけることが大事**。私がダイエット指導をしている方々も「ゆっくり食べたら意外と足りていることがわかりました」と、言われることが多いです。

ゆっくり食べるためには意識するだけでなく、**「一口食べるごとに30回噛む」「口に入れた**

ら、お箸をいったん置く」。これらの具体策を実践してください。そうすれば、「まだお腹が減っているのにガマンしなくちゃ…」という無駄なストレスを抱えることもありません。

2 グルコマンナンで満腹感を上げる

食事そのものを一工夫して、満腹度を上げるというのも有効です。グルコマンナン（こんにゃくの主成分として多く含まれる食物繊維の一種。水分を吸うと何十倍にも膨れるため、ダイエットに有効とされている）を使った食品を取り入れるとよいでしょう。お米と混ぜて使うタイプや、グルコマンナン入りのパスタなど、いろいろ販売されています。

3 「まごわやさしい副菜」をおかわりする

食後に物足りない場合。そんなときは、**スナックやスイーツに手を出すのではなく、副菜をおかわりして、食事の続きをしましょう**。P70〜の「まごわやさしい副菜」ならヘルシーです。食べるときは罪悪感を持たずに「栄養バランスを保っている」くらいの気持ちで、ノンストレスでいきましょう。

抜け道
method
02

あ〜、小腹が減った。間食したい！

1 手軽なたんぱく質を食べて満足感を高める

最近、ダイエット業界をにぎわしているのが、**「たんぱく質を摂ると痩せやすくなる」**というニュースです。たんぱく質は糖質に比べて分解・吸収に時間がかかるため、満腹感が持続しやすいことに加え、ゆっくりよく噛んで摂ることで食欲抑制ホルモンが分泌されることが明らかになりました。

つまり、間食したくなったときに「たんぱく質」を摂れば、満腹感を得やすいので食べ過ぎを防ぐことができるのです。おすすめベスト3を発表します。

【サラダチキン】高たんぱく×低脂質の代表格。バジル味やカレー味などラインナップが豊富。ダイエットのためならプレーンが理想ですが、どうしても飽きてしまいます。そんな時おすすめはファミリーマートのもの。スパイス系の味付けのものが豊富で飽きがきません。

【ゆで卵】良質なたんぱく質やビタミン類を多く含んでおり、「完全栄養食」ともいわれています。「すぐでき副菜」として常備しておくといいですね。食べるときは、マヨネーズなどの脂質の多い調味料は避けましょう。1日2～3個までが目安です。

【魚肉ソーセージ】カルシウム、DHA（体内で合成できない不飽和脂肪酸のひとつ。脂肪燃焼を促す効果がある）、EPA（体内で合成できない不飽和脂肪酸のひとつ。中性脂肪を下げる働きがある）などを摂取できるのがメリット。常温保存ができ、持ち運びやすいのもグッド。

手軽に摂れるたんぱく質系のものは、他にも「かにかま」「ちくわ」など、いくつかあります。しかし、加工度が高いものほど添加物などが施されていることが多いです。買う前にパッケージの裏側の原材料をチェックしましょう。

2 炭水化物は「白」ではなく「茶色」を選ぶ

おにぎりやパンなどの炭水化物を間食する場合は、色に注目してください。食事によって血糖値が急上昇すると太りやすくなるのですが、その「急上昇」の度合いは食材別に「GI値」というもので表されます（GI値が高いほど太りやすく、低いほど太りにくい）。そして実は、**高GIのものは白っぽくて、低GIのものは色がついていることが多い**のです。

【△白っぽいもの＝高GI】白米、食パン、もち米など。

【◎色がついているもの＝低GI】玄米、全粒粉パン、ライ麦パン、赤米など。

抜け道
method
03

寝る時間になるとなぜか何か食べたくなる

1 水やノンカフェインのお茶を飲む

「寝る前に食べると太る」というのは、よくいわれることです。だから、ガマンして寝ようとするのに結局ガマンできない…。そんなときは、冷蔵庫を開ける前に水分を摂取してみてください。多くの場合、**「喉が渇いている」と「お腹がすいている」を混同しています**。水（特に炭酸水）やノンカフェインのお茶をゆっくり飲むだけでも意外と満たされますよ。

2 ミント系の歯磨き粉で歯を磨く

歯磨きをすると口の中がさっぱりするので、特に甘いものや脂っこいものを食べる気が失せやすくなります。**食欲を抑える効果がある「ミント系の歯磨き粉」を使う**とよいでしょう。「食べるとまた歯磨きするのが面倒だからやめておこう」という気にもなりますよね。

抜け道 method 04

太りそうだけど…、カフェドリンクが飲みたい！

1 カフェラテではなくカプチーノを飲む

カフェでリラックスする時間は大切ですが、**カフェドリンクは意外にカロリーが高いものも。**避けたほうがいいものとおすすめを紹介します。

【×カフェラテ】エスプレッソに牛乳を入れて作られるカフェラテは、味を調えるためにミルクの量が多いのが特徴。そのためカロリーが高く、ガムシロップを加えた場合は1杯200〜250キロカロリーになることもあります。

【×カフェオレ】1杯あたり120キロカロリー以上のものが多い。

【×ソイラテ】エスプレッソに温めた豆乳を加えて作られたドリンク。ソイ＝大豆なので、一見ヘルシーですが、調製豆乳を使っていたり、砂糖が入ったりしていると高カロリーに。

【◎カプチーノ】**表面に泡のミルクがのっているだけなので、比較的低カロリー。**

もちろん、**ベストは砂糖もミルクも入れないブラックコーヒー**なのはいうまでもありません。

抜け道
method
05

無性にラーメンが食べたい!

1 「まごわやさしい副菜」から海藻系のメニューをつまむ

甘いものはそれほど食べたくならないけれど、たまにしょっぱいものは無性に食べたくなる。そういう方は多いです。ラーメンはもちろん、ポテトチップス、せんべいなど、塩気が欲しくなるんですよね。実は、**漢方的には「腎」(泌尿器・生殖器・腎臓)が弱っているとき、しょっぱいものを食べたくなると考えられています**。自然にある食材で、しょっぱいものというのは海藻類。つまり、わかめ、昆布、ひじきなどです。

本来、海藻類を食べれば体は満足します。ところが、簡便さに慣れた私たちは、わざわざそれを食卓に用意するのではなく、ふらりとラーメン店に入ったり、ポテチやせんべいの袋を開けてしまったりしがちです。そして、体が本来欲しているわけではないものを食べて、無駄に糖質とカロリーを摂取してしまうのです。

だから、**ラーメンを無性に食べたくなったら、海藻系のメニューを食べましょう**。P74の「玉ねぎとわかめのごまナムル風」「ひじきと切干大根の梅和え」は、海藻が入っているのでおすすめです。

2 お酒を飲んだ後、「シメのラーメンが食べたい！」を回避する

お酒を飲んだ後にラーメンを食べたくなる理由は主に2つあります。

①**肝臓機能の影響。**肝臓は通常、体に必要な栄養の合成・貯蔵を行っています。しかし、お酒を飲むと、肝臓はアルコール代謝（解毒）を優先させるため、通常業務が後回しになります。その結果、脳はエネルギー不足に陥り「もっと食事を！」と要求します。

②**塩分不足。**アルコール、特にビールは利尿作用が強く、飲んだ以上の水分が尿として排出されます。そのとき、水分と一緒にナトリウム（塩分）も失われるため、体が水分と塩分を欲するのです。以上を踏まえて、それぞれの原因を回避する方法を紹介します。

【①の抜け道】**アルコールの分解を助けてくれるものを飲んでいる最中に摂りましょう。**たんぱく質（魚介類、枝豆、豆腐など）やビタミンB_1（豚肉、いわしなど）がおすすめ。

【②の抜け道】塩分を補充するだけなら、本来、麺は不要です。**麺の代わりに低カロリー・低糖質なもやしを入れて「ラーメン風もやしスープ」を食べてみて。**意外と満足できるはず。

抜け道 method 06

お酒を飲みまくりたい

1 「飲んでいいお酒」を飲む

飲みたくなったら、**ガマンせずに「飲んでいいお酒」を飲みましょう**。基本的には、**糖質の少ないものならOK**です。ONの日もOKの「飲んでいいお酒」を具体的に紹介します。

【生レモンサワー&生レモンハイ】サワーやチューハイに使われる蒸留酒や焼酎はほとんど糖質ゼロ。レモンも果物の中でも低糖質です。ただし、生レモンをしぼるタイプではない「レモンサワー」は、シロップが使われているので糖度が高くなります。

【糖質ゼロビール】糖分が残らないように製造されているので、ダイエット中にぴったり。ただし、カロリーは度数が高いほど高くなる傾向があります。

【白ワイン】「赤よりも白が痩せる」という報告が2004年にドイツでされています。甘いタイプより辛口を選んで。

【ハイボール】ウイスキーの糖質はゼロですが、割るもの次第で太りやすさが急上昇するので注意。ジンジャーエールやコーラには糖質が含まれているので注意。

【ジン】トニックウォーターには糖質が含まれるので、ロックまたはソーダ割りで。

ちなみに、P34〜の「NG30品」に入れている「甘いお酒」というのは、具体的にはカクテルやマッコリ、梅酒などです。**基本的に、「冷たいのに甘いもの」は、かなり糖分が入っています。**それらを飲む場合はOFFの日の楽しみにしておきましょう。

2 お酒と同量の水を飲んで「太りやすい体」になるのを防ぐ

アルコールには利尿作用があるので、脱水になることがあります。人体の約60%は水分が占めており、そのバランスが崩れると、体は通常の機能を維持できなくなります。その中には「基礎代謝」も含まれています。基礎代謝というのは、運動しなくても、ただ生きているだけで消費するエネルギーのこと。

つまり、基礎代謝が高い人は痩せやすく、低い人は太りやすくなるのです。そのため、**お酒を大量に飲んで脱水になると基礎代謝が落ちて太りやすくなるリスクが高まります。**

だから、飲み会中は、脱水を避けるために「水」を飲みましょう。ビールを1杯飲んだら水も1杯飲むという具合に、お酒と同量を摂取するようにしてください。

抜け道 method 07

飲み会続きで「3休1勤」になってしまう…

1 「痩せるおつまみ」を食べる

飲み会が多くて痩せられない人というのは、実はお酒ではなく、おつまみが原因になっていることがよくあります。**おつまみは、揚げ物やピザなどの娯楽食が多い**ですよね。**飲み会のときはなるべく娯楽食ではなく「痩せるおつまみ」を選ぶ**ようにしましょう。

私のおすすめベスト5を紹介します。

【枝豆】 枝豆に含まれているカリウムには、むくみを解消する働きがあります。また、食物繊維が豊富なので便秘にも効果的。高たんぱくだから髪や肌を若々しく育む力も！

【チーズ】 高たんぱく&低糖質。ビタミンB_2が豊富なので糖質や脂質を分解する働きもあります。家飲みのおつまみにするなら、雪印のカッテージチーズがおすすめ。

【エイヒレ】 噛みごたえがあるので少量でも満足感を得られます。何もつけずに食べて！

【もずく酢】 腸内の善玉菌のエサとなり快腸に。胃の中で膨張するので食べ過ぎ防止にも◎。

【ミックスナッツ】 ナッツを1日67グラム食べると、総コレステロール値が5・1%、悪玉コレステロール値も7・4%低下したうえ、太る原因の中性脂肪も減少したという論文が2010年に報告されています。ビタミンやミネラル、食物繊維も豊富なので、美容や健康にも効果的ですが脂質は多いので食べすぎ注意。また塩がついているものは、食べ過ぎると塩分の過剰摂取でむくみの原因になります。なるべく無塩タイプを選びましょう。

2 揚げ物は揚げたてを食べる

フライドポテト、天ぷら、唐揚げなど、揚げ物の多くは娯楽食、あるいはグレーゾーンです。ですから、基本的にはおつまみは先ほど紹介したものがおすすめ。それでも、どうしても食べたいときの「『抜け道』の『抜け道』」を紹介します。

それは、どうせ食べるなら揚げたてを食べる、ということです。**時間が経つと、揚げ物の中に含まれる脂が酸化しやすくなり、それを摂取することによって体内で炎症が起こりやすくなります**。炎症が持続すると、インスリンの感受性が低下し、血糖値が乱れやすくなって、脂肪の蓄積が促されるリスクが高まります。簡単にいえば、揚げ物は時間が経てば経つほど、体に悪く太りやすくなるのです。

抜け道
method
08

甘いものがガマンできない

1 自然な甘みが感じられる「干しいも」を食べる

甘いものがガマンできないときは、**いも、栗、かぼちゃなど、自然な甘みが感じられるものを食べましょう**。私のイチ押しは「干しいも」です。食物繊維やビタミン、カリウムなどが豊富なうえ、食べごたえがあって腹持ちも抜群。冷凍庫で凍らせておき、シャーベット感覚で食べるのもおすすめ。自然と食べるのがゆっくりになるので、食べ過ぎを防げます。**1日2〜3枚（70グラム程度）が目安**です。

2 カカオ高濃度のチョコレートを「舐める」

いわゆる普通のチョコレートは砂糖が多すぎるので△ですが、カカオ高濃度のものなら◎。実は**カカオには、脳が出す「エンドルフィン」という快楽物質の分泌を促す働きがあります**。そのため、カカオ高濃度のチョコレートを食べると、脳が満足して異常な食欲が落ち着くのです。カカオ90％以上のものはかなり苦いので、70％以上がおすすめ。一口で噛んでしまうのではなく、飴のように舐めてじっくり味わいましょう。

3 コンビニスイーツに助けを求める

最近のコンビニはヘルシー系スイーツが豊富。**個食化も進んでいるので、食べきりサイズが多いのも嬉しい**ところ。コンビニ別におすすめを紹介します。

【セブン‐イレブン】7プレミアム　糖質50％オフのドーナツ…糖質50％オフでありながら、ミルクの味わいをしっかり感じられる、ふんわり食感。194キロカロリー。

【ファミリーマート】素材を味わうかぼちゃプリン…かぼちゃの優しい甘みと、しっとり濃厚な口当たりがおいしい。139キロカロリー。

【ローソン】はちみつ香るしっとりカステラ…卵のコクが感じられる、しっとりとした食感。1切れ入りだから食べ過ぎも防げます。132キロカロリー。

なお、コンビニは商品の入れ替わりが激しいので、これらがなくなる可能性もあります。似たような商品があればそれを買ったり、色々食べ比べてみても楽しいですね。

抜け道 method 09

ストレスがたまってドカ食いしそう

1 ストレスでドカ食いしたくなるのは、いたって普通のこと

ストレスがたまると、ついドカ食いしたくなりますよね。私も、仕事でトラブルが発生したり、睡眠不足でイライラしたりすると、大好きなカップ焼きそばや菓子パンに手が伸びそうになります。でも、「抜け道」を通ることで、なんとかドカ食いを防ぐことができています。それを紹介するために、まずは「なぜ、ストレスがたまるとドカ食いしたくなるのか」をお伝えしましょう。

人間はストレスを感じると、ストレスホルモンである「コルチゾール」が分泌されます。**コルチゾールが増えると空腹を感じやすくなるため、ドカ食いしてしまう**のです。

また、睡眠不足によってストレスを感じやすくなっている場合は、食欲を抑制するホルモン「レプチン」との関係を挙げることができます。**睡眠時間が短いと「レプチン」が減り、その代わりに食欲を増進するホルモン「グレリン」が増加**します。ブレーキが利かなくなるうえに、アクセル全開になるということです。つまり、ストレスがたまるとドカ食いしたく

なるのは、体の仕組みを踏まえれば当然のこと。仕事でイラッとした程度では、なんとかこらえることができたとしても、そこに睡眠不足まで重なったら制御するのは困難です。

2 まずは寝る！ 理想の睡眠時間は7〜8時間

ストレスの要因が複数重なるとドカ食いを制御できなくなるので、**大切なのは「ストレスのドミノ倒し」を防ぐこと**です。**ドミノの最前列にあるのは往々にして睡眠**です。睡眠不足になると家事をする元気も出ず、部屋が散らかったり洗濯物がたまったりして、よけいストレスを感じることがあると思います。そうやって、睡眠不足が引き金となり、ストレスの元がドミノ倒しのごとく勢いを増していき、ついにはドカ食いに至ってしまうことがよくあります。

だから、まずは寝ましょう！ **理想の睡眠時間は7〜8時間**です。「7〜8時間寝ている人に比べて、少ない睡眠時間の人は、肥満になるリスクが高い」というデータが多数あります。寝不足は体にとって危機的状況なので、いざというときに備えて脂肪をため込みやすくなるともいわれています。毎日、やることが多くて忙しいとは思いますが、睡眠を最優先して、日中のパフォーマンスを上げましょう。そうすれば、生産性も上がります。

抜け道
method
10

便秘になってしまって体重が減らない！

1 良質の油を摂って、するんと出す

極端なカロリー制限をしていると、脂質が不足しやすくなります。不足すると便の滑りが悪くなるため、便秘になるリスクが上がります。**脂質不足は便秘のみならず、肌や髪がパサパサになる原因にもなるので、良質な油を摂りましょう**。具体的には、ＭＣＴオイル、オリーブオイル、えごま油などがおすすめです。

2 「水溶性」の食物繊維を摂る

便秘になって腸に便がたまると、腸内環境が乱れます。そうすると基礎代謝が低下するので、痩せにくくなります。逆に、腸内環境が整っていると基礎代謝が上がるため、痩せやすい体になります。だから、**便秘を防ぎ、痩せやすい体を手に入れるためには腸内環境を整えることが大事**。そのために摂取したいのが「**水溶性の食物繊維**」です。

食物繊維は大きく分けて「不溶性」と「水溶性」があります。どちらも大切ですが、特に後者は便をやわらかくして排便をスムーズにする働きがあるので、「いきんでも出ない」という方におすすめ。**昆布、わかめ、果物、里いも、大麦**などに多く含まれています。

3 オリゴ糖を摂って善玉菌を増やす

オリゴ糖には腸内の善玉菌を増やす働きがあるので、腸内環境を整えるのに効果的。**玉ねぎ、アスパラガス、キャベツ、ごぼう、にんにく**などに多く含まれています。手軽に摂りたい場合は、シロップタイプを甘味料として利用するのもよいでしょう。白砂糖に比べてカロリーが低く、食後の血糖値の上昇も穏やかなので、ダイエットそのものにも効果的です。

4 軽めの腹筋運動で「いきむ力」を鍛える

便を押し出す力、すなわち「いきむ力」が弱っているせいで便秘になる方もいます。その場合は「**クランチ**」が有効。10回ほど行いましょう。

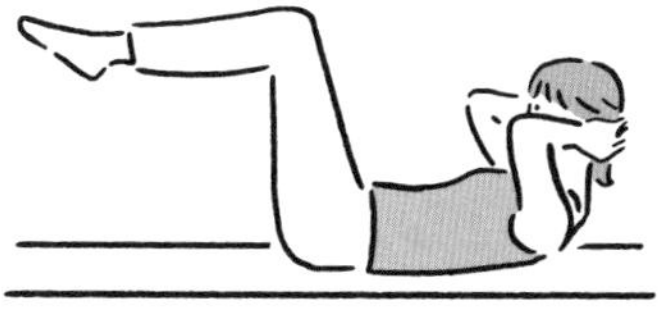

抜け道 method 11

むくみがひどくて、体重以上に太って見える

1 1日1・2〜1・5リットルは水を飲もう

体内で水分が不足すると、体は逆に水分をため込もうとして、むくみがひどくなります。だから、**むくみを防ぐには水分をしっかり摂ることが大事。**ですが、飲みすぎは腎臓に負担をかけたり、胃液を薄めて消化が悪くなったりすることがあるので目安は、食事に含まれる水分以外に、1日1・2〜1・5リットル。とはいえあまり水を飲む習慣がない人が急に水分を摂ると負担がかかるので、まずは1日1リットルを目標にしましょう。

2 カリウムが豊富な食材を摂って、余分な塩分を排出

そもそも、**むくみが起こる原因のひとつに、塩分の過剰摂取**があります。塩分を過剰に摂取すると、人体は塩分濃度が上がりすぎないように水分を抱え込んでしまうため、むくんでしまうのです。だから、第一の抜け道は、**塩分が多いものを食べすぎない**ようにすること。

それでも食べてしまったときの第二の抜け道は、**余分な塩分を排出**して、人体が水分を抱え込みすぎないようにすることです。カリウムには余分な塩分を排出する働きがあるので、**カリウムが多く含まれている食品を摂るとよい**でしょう。おすすめを挙げます。

【豆類】蒸し大豆、納豆
【野菜】切干大根（乾）、ほうれんそう、枝豆、にら
【果物】あんず（乾）、いちじく（乾）、干しぶどう、干し柿、アボカド
【いも類】さつまいも、里いも、ながいも、じゃがいも

ただし、いも類は糖質も多いので食べ過ぎには注意しましょう。

3 「かかとの上げ下げ」で、ふくらはぎを動かす

脚のむくみが気になる場合は、**ふくらはぎを動かすことが大切**です。立ち仕事にしろデスクワークにしろ、同じ姿勢を続けていると、脚の血流が悪くなり、細胞の隙間などに水分が停留しやすくなるからです。ふくらはぎは「第二の心臓」といわれるくらい、血液の循環を促す大事なポンプの役目を果たします。だから、ふくらはぎを動かして、ポンプを作動させましょう。具体的には、足を肩幅に開いて、**10〜15回ほどゆっくりかかとの上げ下げをする**とよいでしょう。湯船につかったときに軽くマッサージするのもおすすめです。

Chapter 4

「ながら有酸素運動」と「プチ筋トレ」で部分痩せもかなう!?

食生活で体重を自然に落としていくだけでなく、さらに「痩せ」を加速させたいなら、運動量を増やすことが大切。とはいえ、辛い運動をする必要は一切なし！　おすすめは、家事や歩くなど、いつもの時間をダイエットタイムにする「ながら有酸素運動」と、気になる部位にアプローチできる「プチ筋トレ」。どちらも気合ゼロで行える、ゆる〜いエクササイズです。

運動

method

01

日常生活の「ながら有酸素運動」と「プチ筋トレ」でＯＫ

1　痩せる「家事」を取り入れよう

掃除や買い物、料理など、生活するうえで家事は欠かせません。できればやりたくないものですが、それで痩せるなら？　家事で行う動作は、体の様々な筋肉を使います。掃除をするときには腕や背中の筋肉が動きますし、立ったりかがんだりすることで、下半身はもちろん、全身の筋肉に負荷がかかります。つまり、立派な全身運動になるのです。

なかでも**風呂掃除や床の拭き掃除は効果大。30分やるだけでゆっくりなウォーキング50分程度の効果**があります。

ダイエット**効果を高めるポイントは、ずばり「強度を上げること」。例えば、素早く動く、ゆっくり負荷をかけて動く**など。そうすれば、家事が早く終わるうえ、家の中もきれいになって気分爽快！　家事をダイエットにしてしまえば、わざわざランニングに行く必要も、ウェアに着替える必要もなし。時間を有効活用して、ダイエット効果を上げていきましょう。

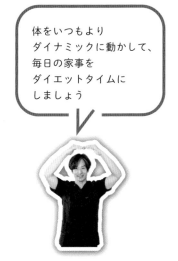

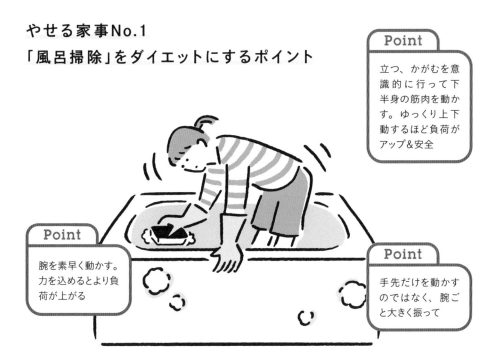

やせる家事No.1
「風呂掃除」をダイエットにするポイント

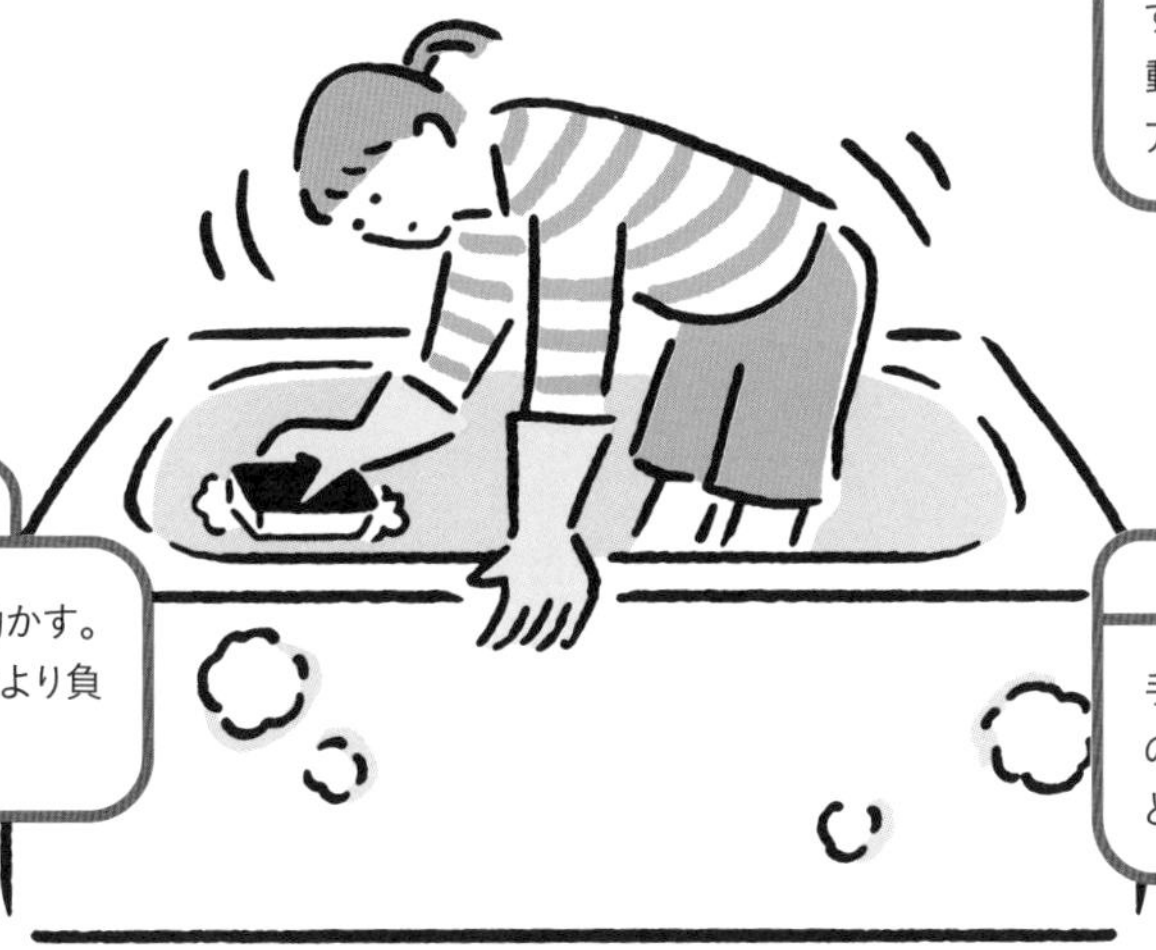
Point
立つ、かがむを意識的に行って下半身の筋肉を動かす。ゆっくり上下動するほど負荷がアップ&安全
Point
腕を素早く動かす。力を込めるとより負荷が上がる
Point
手先だけを動かすのではなく、腕ごと大きく振って

体をいつもより
ダイナミックに動かして、
毎日の家事を
ダイエットタイムに
しましょう

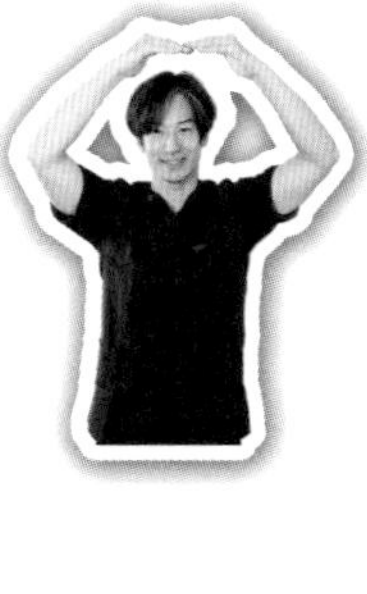

この家事ではこうする！

床掃除
タタタッと床を駆け抜ける雑巾がけが◎。気分もすっきり！

掃除機がけ
家具の下の隙間掃除は、しっかりかがんで腕を押し伸ばして。

トイレ掃除
足を肩幅の2倍程度に開いてスクワットの体勢で。

窓拭き
腕を伸ばして二の腕を意識して。左右、上下に大きく動かそう。

テーブル拭き
拭きながら、片脚を後ろに上げて伸ばす。気分はバレリーナ。

食器洗い
足を肩幅に開いてかかとを上げ下げする。ゆっくり行うのが◎。

2 脂肪を効率的に燃やせる速さで歩く

買い物や子供のお迎え、通勤など、「歩く」ことは、日常生活に欠かせません。どうせ歩くのであれば、少しでも多くカロリーを消費したいですよね。そこで**おすすめなのが、「脂肪燃焼ウォーキング」**。これは、その人にとって「最適な歩き方」をすることで、脂肪を効率的に燃やすことができるウォーキングのこと。**最適な歩き方は、カルボーネン指数（年齢や安静時心拍数から、脂肪が最も燃焼する心拍数を算出した数字）を使って導き出す**ことができます。左ページの計算式でカルボーネン指数を計算してみましょう（P128のQRコードからも算出可）。

「歩くだけで本当に効果はあるの？」と思うかもしれませんが、実はウォーキングの効果は非常に多彩。日光に当たることで骨を強くするビタミンDが生成されたり、代謝アップ、成長ホルモンの分泌、ストレス解消効果など、ダイエットをサポートする要素がたくさんあるんです。

とはいえ、「あまり外出しません」という人も多いです。そういう方が**脂肪燃焼ウォーキングを日常に取り入れるコツは「やめられないこと」と組み合わせる**こと。本が好きならオーディオブックを聞きながら、友達との電話が息抜きになっているなら電話をしながらという具合。自分オリジナルの脂肪燃焼ウォーキングで健康的なダイエットをかなえましょう。

脂肪燃焼ウォーキングのやり方

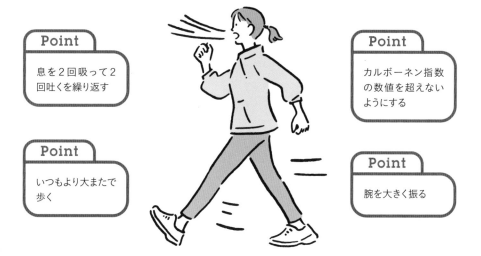

Point
息を2回吸って2回吐くを繰り返す

Point
いつもより大またで歩く

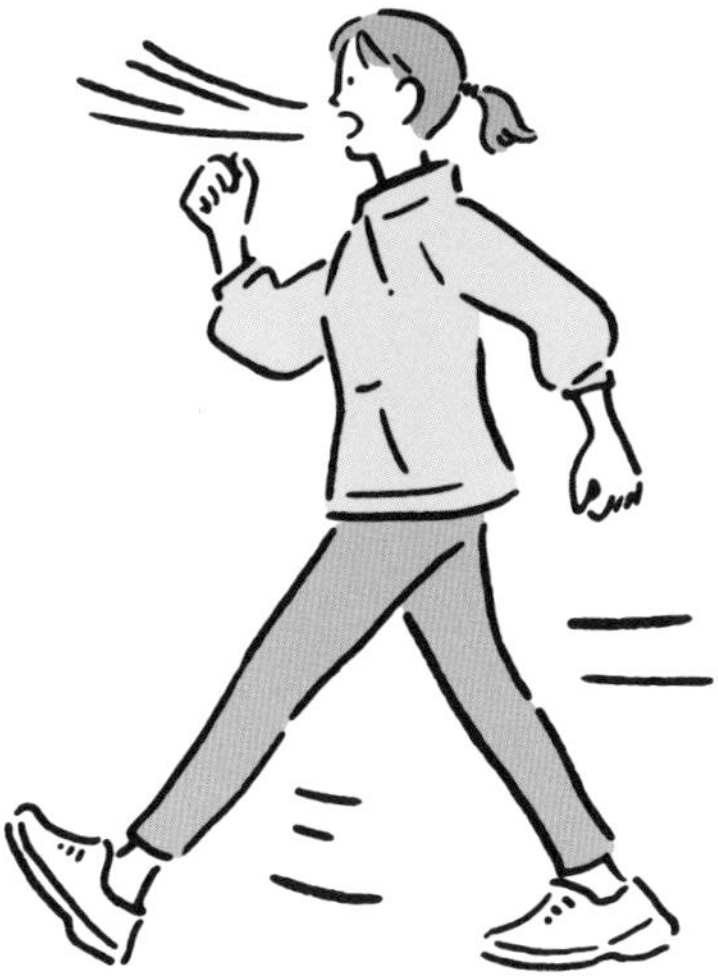

Point
カルボーネン指数の数値を超えないようにする

Point
腕を大きく振る

❶ 2回吸って2回吐くを繰り返しながら、腕を大きく振り、大またで歩く。
❷ 心拍数を計測し（スマートウォッチがあると便利）、カルボーネン指数の数値に達したら、あとは歩くことに集中する。
❸そのまま20〜30分歩く（45分を超えるとストレスホルモンが分泌されるので45分以内にとどめる）。

カルボーネン指数の求め方

{(220－年齢)－安静時心拍数}×運動強度＋安静時心拍数

例：40歳で安静時心拍数が60拍／分、運動強度40〜60％に相当する運動（早歩き）の場合
{(220－40)－60}×（0.4〜0.6）＋60＝108〜132拍／分

最適な心拍数は
108〜132拍／分ということ。
歩く速度と腕の振り方で
調整して。

心拍数の求め方

利き手の人さし指・中指・薬指をもう片方の手首の内側に当て、10秒間脈を測り、その数値を6倍する。※安静時心拍数は5分間静かに過ごした状態で測る

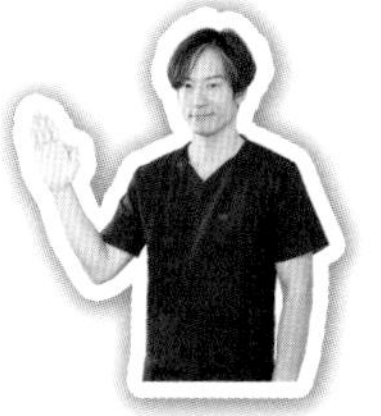

カルボーネン指数はP128のQRコードから自動で算出もできます！

3 隙間時間に取り入れる「プチ筋トレ」で部分痩せ！

「ながら有酸素運動」が、体全体の脂肪にアプローチするのに対して、**「プチ筋トレ」は、特定の部位をキュッと引き締めたい人におすすめ**です。正確にいうと「部分痩せ」はできませんが「部分引き締め」は可能。

ただし、注意点があります。**頑張らないでください！**

ダイエットに取り組む方は真面目な方が多いので、筋トレをするにしても、いきなり全力で頑張ろうとします。腹筋を50回やろうとしたり、YouTubeで見た謎のストレッチを毎日30分やってみたり。そして、一度できない日があると、それを機に挫折して筋トレゼロ生活に逆戻りしていき、ダイエットそのものを諦めてしまう……。

だから、**頑張らなくていいんですよ**。食事が3勤1休であるように、筋トレだって「プチ」で十分。**隙間時間に、できることをコツコツと積み重ねていく「チリツモ」が、結局一番効果がある**んです。

そこで、手軽に行えるプチ筋トレの中でも、特に隙間時間に取り組みやすい、30秒で完結するプチ筋トレを厳選して紹介します。全てを完璧にできなくてOK。やらない日があってもOK。できるときにやる。それでOKです！

おばさん背中にサヨナラ！

むっちり背中

意識する筋肉	広背筋	時間	30秒間
こんな時に	起きた時。寝る時		

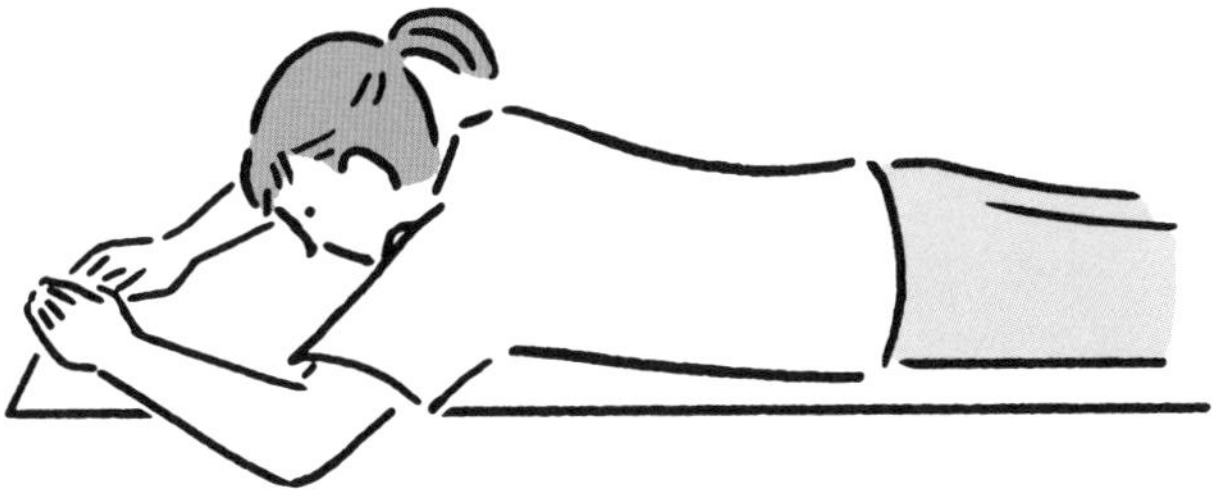

❶ うつ伏せになり、両腕でひし形を作る。頭を起こしてあごも床から軽く浮かせる。

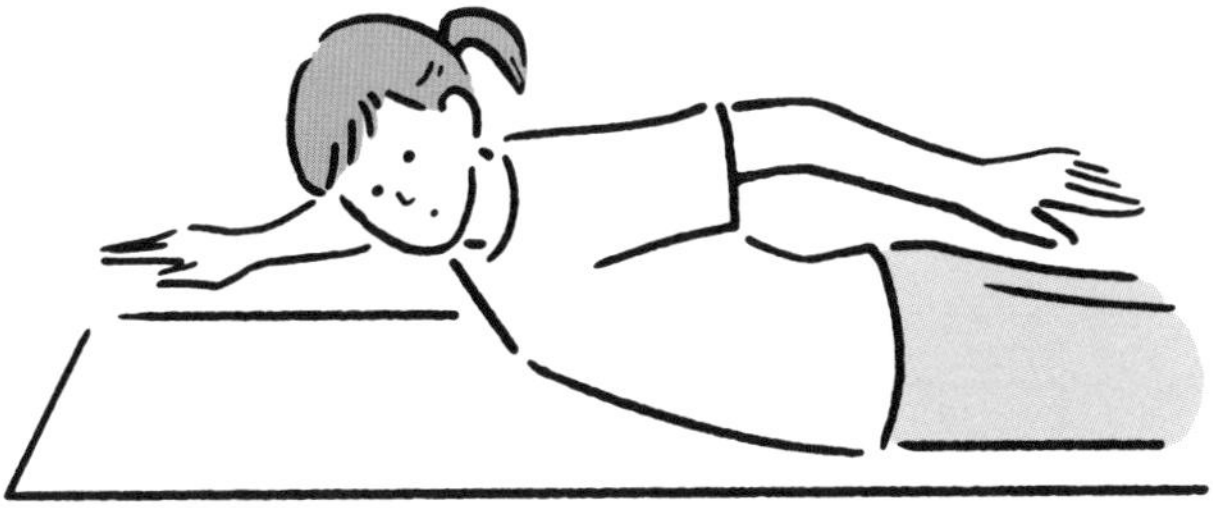

❷ 胸を開いて肩甲骨を寄せながら、水をかくようなイメージで腕をお尻のほうへ動かし元に戻す。目線は動かしている手の方に向ける。片手1回2秒ほどで、左右交互に繰り返す。呼吸は腕を下げるときに吐き、戻すときに吸う。

一番気になる部位No.1

下腹ぽっこり

意識する筋肉	腸腰筋	時間	30秒間
こんな時に	テレビのCM中。ゴロゴロしている時		

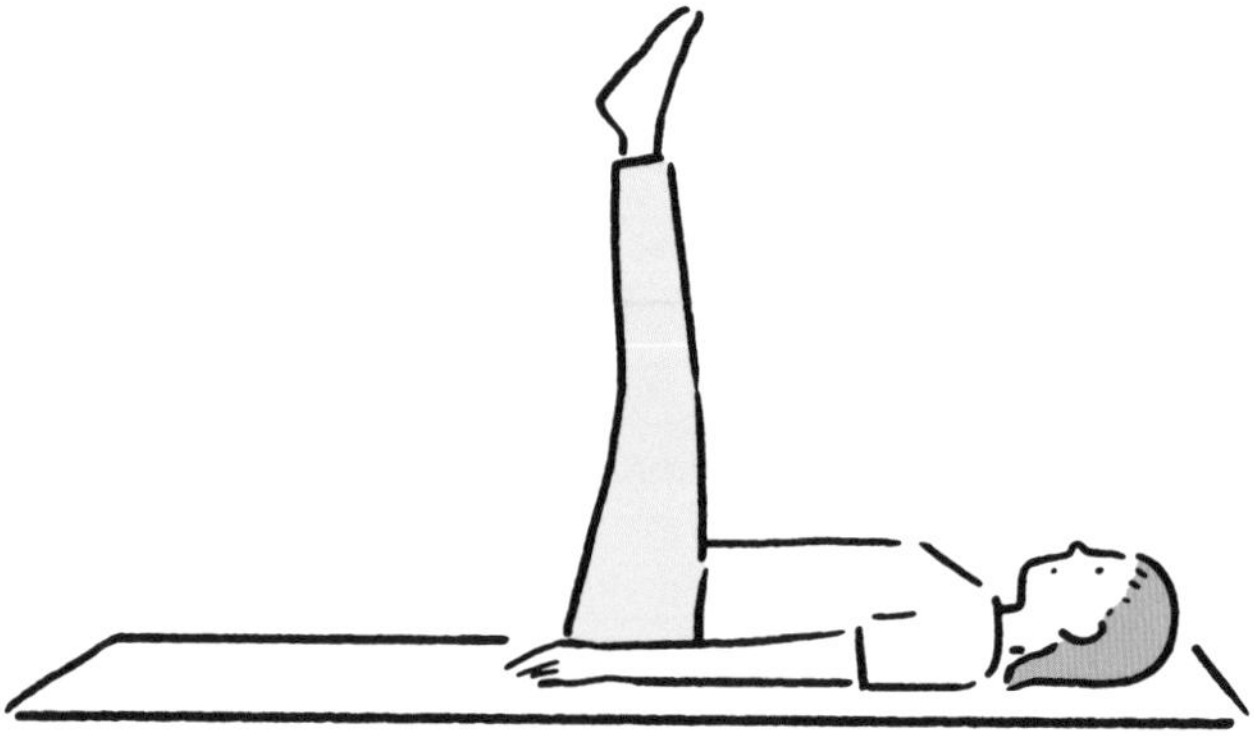

❶ 仰向けになり手の平を床につける。両脚をそろえて、息を吸いながら真上にゆっくり上げる。

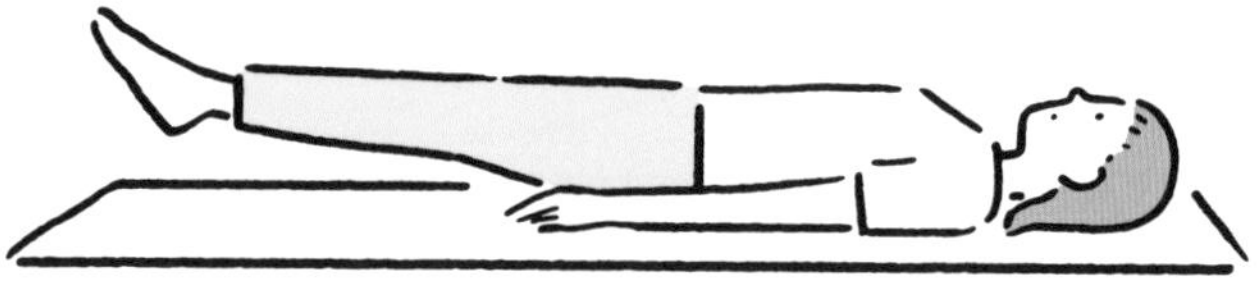

❷ 息を吐きながら両脚をゆっくり床から10cmぐらいまで下ろしていく。そのまま❶❷を繰り返す。

腕を出す季節までに絶対退治！

二の腕ぷるぷる

意識する筋肉　上腕三頭筋　　時間　左右各30秒間

こんな時に　電子レンジの待ち時間など

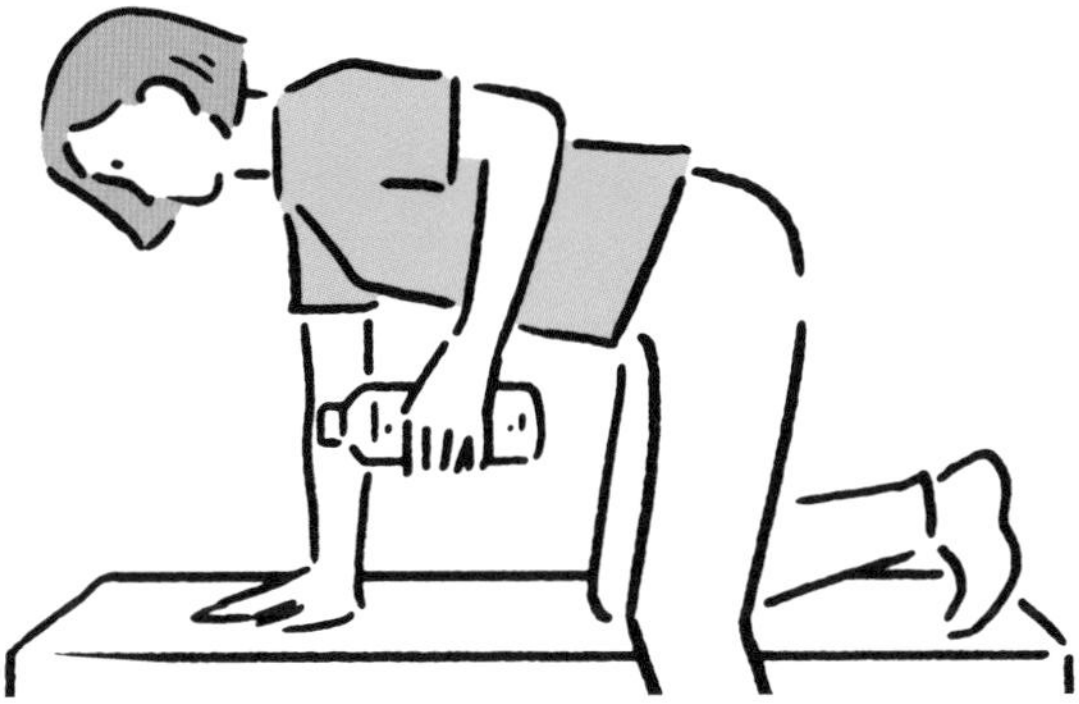

❶ 右足をソファやベッドにのせて右手もつき、背中が床と水平になるようにする。左手で重り（500mlのペットボトルなど）を持ち、ひじを直角に曲げる。

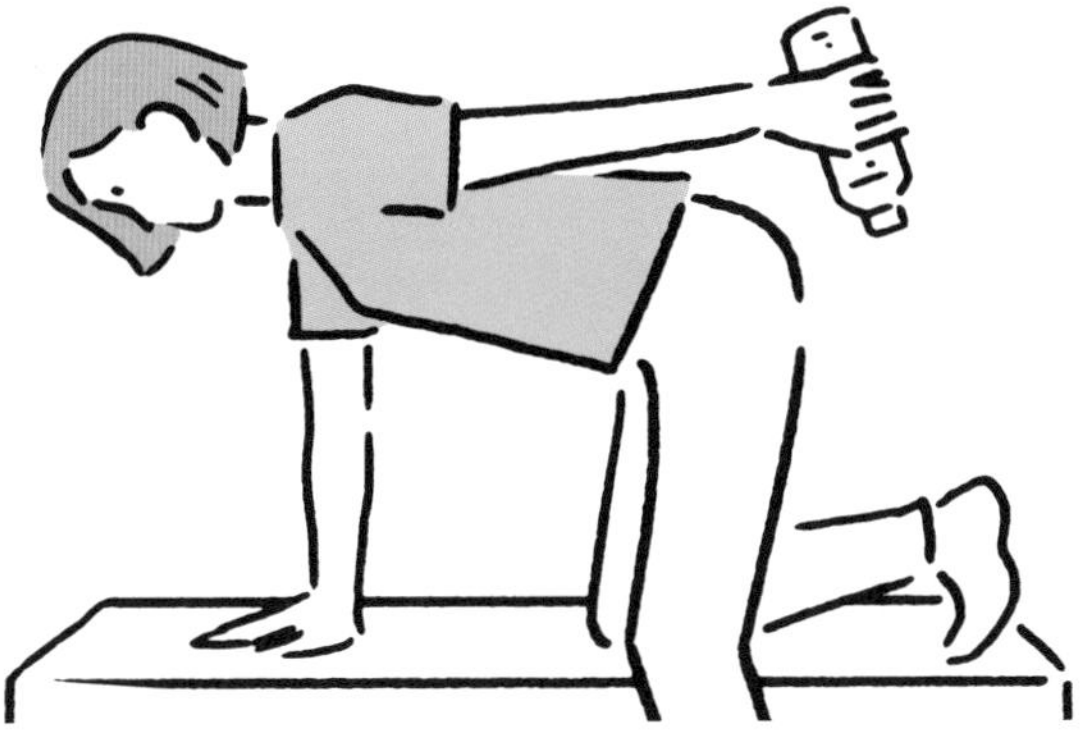

❷ そのままひじを起点に腕を曲げ伸ばしする。伸ばしたとき、手首をひねらず小指が上を向くように。呼吸はひじを伸ばすときに吐いて曲げるときに吸う。反対の腕も同様に行う。

おわりに

誠実なダイエット業界に変えたい

本書を最後までお読みいただき、ありがとうございます。

ダイエットにガマンは不要だということを、おわかりいただけたのではないでしょうか。

私のダイエットのプログラムの原点は、私が経営する整骨院の患者さんからのお悩み相談から始まりました。目の前の患者さん、そして患者さんの家族のためにと試行錯誤して生まれたのです。

そこでダイエットについて勉強するようになり気づいたことは、とにかく世の中のダイエットは「きつい」「苦しい」「ガマン」というイメージが浸透していること。

またダイエットに悩む人たちに向けたビジネスが、あまりにも「非日常」「エンタメ」のようなものばかりで私は「不誠実」だと思いました。

そんなダイエット業界を変えたいと思い、活動を続けてきました。

ダイエットはポイントを押さえて「正しい努力」ができれば、おいしいものを食べながら、激しい運動をしなくても成功できる。本書を読んで、そう思っていただければ嬉しいです。

私は10代の頃から長く人間関係に悩んでいた時期がありました。しかし、人生の師匠や、たくさんの本との出会いで少しずつ人間関係の苦手意識を克服することができました。

その過程と、治療家として身に付けた「心と体の状態をわかりやすく言語化できる」能力で、過去の私のように「世の中って生きにくい…」と思っている人たちを、一人でも多く助けられると嬉しいです。

ダイエットに悩んでいるあなたに伝えたいことは、努力が足りないのではなく、意志が弱いのでもなく**「ただ、やり方を知らないだけ」**ということ。内面を変えるまでには、時間がかかりますが、行動や体を変えるのはそれよりも簡単です。

人間は、誘惑に流されやすい生き物です。

目の前においしそうな食べ物があれば、口に入れてしまうのは当然です。

「これを食べたら太る」。そんなことはみんなわかっています。

でも、正しいとわかっていてもできないことだってあります。

正しい道を、言われた通りにまっすぐ進める人なんていないのです。

だから私は、意志の力に頼らない「仕組み」を作り、誘惑を受け流す「抜け道」を提供することを大切にしています。本書に、そのノウハウを120％詰めました。

この本を読み、マネをすれば、あなたは3か月後、見た目も心も大きく変わっていることでしょう。

見た目が変わったことで、人に褒められることも増えるはず。それによって、自己肯定感が上がり、向上心も高まります。その結果、さらに見た目に磨きがかかり、行動力もアップします。行きたいところや、やりたいことが次々出てくることでしょう。

つまり、人生の歯車が、大きく回り出すようになるのです。

少しでも多くの方が、本書との出会いを通して、一生太らない体を手に入れるのはもちろん、より豊かな人生を過ごされることを心より願っています。

そして最後に。

本書ができるまでに、たくさんの人達の支えがありました。

私だけでは絶対に無理！　本当にありがとうございました。

支えてよかった、応援してよかったと思ってもらえるようにたくさん恩返し、恩送りをしていきます。これからもよろしくお願いいたします。

2023年12月　野上浩一郎

参考文献

「医者が教える食事術2 実践バイブル 20万人を診てわかった医学的に正しい食べ方70」
牧田善二著／ダイヤモンド社
「一流の達成力」原田隆史、柴山健太郎著／フォレスト出版
「うるおい漢方」大塚まひさ著／青春出版社
「科学者たちが語る食欲」デイヴィッド・ローベンハイマー（著），スティーヴン・J・シンプソン（著），櫻井祐子（翻訳）／サンマーク出版
「今日がもっと楽しくなる行動最適化大全」樺沢紫苑著／KADOKAWA
「『空腹』こそ最強のクスリ」青木厚著／アスコム
「酒好き医師が教える最高の飲み方」葉石かおり（著），浅部伸一（監修）／日経BP 日本経済新聞出版
「脂肪を落としたければ、食べる時間を変えなさい」柴田重信著／講談社
「食欲人」デイヴィッド・ローベンハイマー（著），スティーヴン・J・シンプソン（著），櫻井祐子（翻訳）／サンマーク出版
「スマホ脳」アンデシュ・ハンセン（著），久山葉子（翻訳）／新潮社
「図解 食べても食べても太らない法」菊池真由子著／三笠書房
「ずぼら瞬食ダイエット」松田リエ著／小学館
「精神科医が教える ストレスフリー超大全」樺沢紫苑著／ダイヤモンド社
「精神科医が見つけた 3つの幸福」樺沢紫苑著／飛鳥新社
「食べてやせる! 若返る! 病気を防ぐ! たんぱく質・プロテイン医学部教授が教える最高のとり方大全」
上月正博著／文響社
「誰でも1回で味が決まるロジカル調理」前田量子／主婦の友社
「腸活先生が教える病気を遠ざける食事術 炭水化物は冷まして食べなさい。」笠岡誠一著／アスコム
「眠れなくなるほど面白い 図解 糖質の話」牧田善二著／日本文芸社
「図解 脳がよみがえる断食力」山田豊文著／青春出版社
「脳のパフォーマンスを最大まで引き出す 神・時間術」樺沢紫苑著／大和書房
「8時間ダイエット」デイビッド・ジンチェンコ、ピーター・ムーア著、中島さおり訳／すばる舎
「ブレイン メンタル 強化大全」樺沢紫苑著／サンクチュアリ出版
「学びを結果に変えるアウトプット大全」樺沢紫苑著／サンクチュアリ出版
「学び効率が最大化するインプット大全」樺沢紫苑著／サンクチュアリ出版
「まんがでわかる! 食べても食べても太らない法」菊池真由子著、たむら純子作・画／三笠書房
「やセレクション ～これを選んで食べたら、15㎏やせました～」高杉保美著／主婦の友社
@DIME　なぜお酒を飲むとどうしても「〆のラーメン」を食べたくなるのか?
https://dime.jp/genre/825882/

計算式＆ＱＲコード

【理想的な体重の考え方】

健康体重(kg)＝(身長m)×(身長m)×22

有病率が最も低くなるBMI=22をベースに計算した体重

美容体重(kg)＝(身長m)×(身長m)×20

見た目がすっきりとしているが痩せすぎではない健康的な体重

性別・年代別、スリム体形の体脂肪率

	20代	30代	40代	50代〜
女性	22%	23%	24%	25%
男性	16%	17%	18%	19%

＊1か月で落とす体重は現体重の2.5〜5％が無理のない範囲です。体脂肪率は一般的に成人女性は30％、男性は25％以上になると過剰と言われています。

理想的な体重や減量のペース、カルボーネン指数は下記から！

下記のQRコードから、あなたの理想的な体重や減量ペース、カルボーネン指数(P119参照)が自動的に計算できます。

「人生最後のダイエット」の記念にもなる！

3か月で一生太らない体を手に入れる 3勤1休ダイエット 実践ノートブック

書き込み式

3勤1休ダイエットの目標設定やレコーディングをするためのライフスタイルシートなど書き込み式の「実践ノートブック」を用意しました。現在のあなたの様子や、3か月後の目標などを書き込んで、早速、今日からダイエットを始めましょう。3か月間の頑張りをノートに刻んで、本書をダイエットの記念にしましょう。

＊本に書き込みたくない人やその後も継続予定の人は、下記からPDFをダウンロードすることもできます！　PDFには「ライフスタイルシートの活かし方」の特典もあるのでチェックして。

□ 現状を把握 （記入日：　　年　　月　　日）

体重　　　　　kg　体脂肪　　　　　%

ここにBEFORE写真を貼っておきましょう

POINT

体重や体脂肪が減る前に、見た目から変わる人もいます。今の自分の写真を貼っておくと、変化につれてモチベーションが上がるとともに、３か月後に大きな達成感を得ることができます。

- 体のラインがわかる写真が◎。
- 友達と写った写真などで、太っている自分に衝撃を受けた１枚でもOK。
- ここに貼る写真以外に、１か月後、２か月後、３か月後の写真も撮影しておくとなおgood(プリントアウトしなくても可。モチベーションが上がるとともに、ダイエットに成功した暁には大きな達成感を得られます)。
- 撮影したものを、スマホに保存しておくだけでもOKです。その場合は定期的に見返すようにしてください。

□ 目標を設定 （達成する日：　　年　　月　　日）

体重　　　　kg　体脂肪　　　　%

痩せたらやりたいことを書きましょう

□ 宣言する

家族や身近な人に、ダイエットすることを宣言しましょう。
SNSで発信するとリアクションなどが得られて、やる気が高まります。

←

準備ができたら、今日からライフスタイルシートを記入して、ダイエットをスタート！

ライフスタイルシートの書き方

❶ 今週の目標
頑張りたいことや落としたい体重など。

❷ 日付
取り組んだ日。見返すときに役立つので忘れずに。

❸ ONかOFFか
３勤１休になるように設定しておく。後から変更してもOK。

❹ 計測時間
体重・体脂肪を測定した時間。基本的には毎朝、トイレに行った後。

❺ 体重・体脂肪
小数点以下１桁まで記録する。体脂肪は、家庭用の体重計で正確に測るのは難しいので一喜一憂しなくてOK。

❻ 排便の有無
理想は１日１～２回。排便がない日は水分量や食事に問題があることも。

❼ 食事時間
食事を開始した時間だけではなく、要した時間も記録して、早食いになっていないかチェック。

❽ 食事内容
口に入れたものは、せんべい１枚でも飲み物でもすべて記録する。メニューはざっくりでOK（自分が思い出せるレベル。食べたという事実を記憶から都合よく消さないことが大事）。ハードルが上がるのでカロリー計算は不要。

❾ 起床／就寝時間
睡眠時間を記録しておくと、生活習慣全体を見直すのに便利。睡眠時間が短い日は間食が増えたり、ドカ食いしやすくなることも。

❿ 水の摂取量
水や白湯、炭酸水などの飲み水は１日1.2～1.5ℓを摂取するのが理想。

⓫ 褒めてあげたいこと
１日の最後に自分を褒めることでやる気が続く。

⓬ やり直せるならやってみること
行動しやすいように具体的なToDoを書く。

⓭ その他
体調の良しあしや生理期間などを書いておくと、生活習慣の見直しや体調のリズムを把握するのに役立つ。

01 week

❶ 【今週の目標】 3勤1休を守る!

❷	日付	1/18	1/19	1/20
❸	ON/OFF	ON	ON	OFF
❹	計測時間	6:40	6:50	7:30
❺	体重	63.9	63.2	63.0
	体脂肪	34.2	34.0	34.1
	4:00			
	5:00			
	6:00	❻ ○	○	
	7:00	プロテイン	プロテイン	○
	8:00			8:00-8:20
	9:00	9:30 コーヒー	9:20 コーヒー	食パン ヨーグルト
	10:00			
	11:00	❼		
	12:00	12:10-12:30	12:20-12:45	13:00-14:00
	13:00〜16:00	❽ ・おでん ・とん汁 ・きゅうり	おにぎり ヨーグルト ワカメスープ カットフルーツ	マルゲリータ サラダ アップルパイ コーンスープ ドリンクバー
	17:00	16:40 コーヒー	17:20 カフェラテ	
	18:00			
	19:00	19:30-20:00	19:10-19:30	20:00-20:30
	20:00〜1:00	・ハンバーグ ・サラダ ・オニオンスープ ・バゲット ・みかん	・刺身 ・納豆 ・ごはん ・キムチ ・みそ汁 ・みかん	・ギョウザ ・チャーハン ・ノンアルビール
	2:00〜3:00			⓭ 夕方、頭が痛くなった
❾	起床/就寝時間	6:00/24:00	6:00/25:00	7:30/23:30
❿	水の摂取量	0.8ℓ	1.0ℓ	1.2ℓ
⓫	今日頑張ったこと 褒めてあげたいこと	20時以降食べなかった	みかんを1個にした	水をよく飲んだ
⓬	今日をやり直せるなら やってみること	みかんは1個でよかった	カフェラテに砂糖を入れない	ドリンクバーを頼まない

新しい挑戦のスタート、おめでとうございます！
１週目はスモールステップで大丈夫。焦らずに。

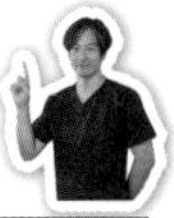

/	/	/	/

01 week

【今週の目標】

日付	／	／	／
ON/OFF			
計測時間			
体重			
体脂肪			
4：00			
5：00			
6：00			
7：00			
8：00			
9：00			
10：00			
11：00			
12：00			
13：00			
14：00			
15：00			
16：00			
17：00			
18：00			
19：00			
20：00			
21：00			
22：00			
23：00			
0：00			
1：00			
2：00			
3：00			
起床／就寝時間			
水の摂取量			
今日頑張ったこと 褒めてあげたいこと			
今日をやり直せるなら やってみること			

続けることの大切さを実感しましょう。
もう２週間も続いています。素晴らしい！

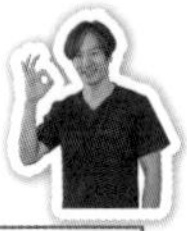

／	／	／	／

02 week

【今週の目標】

日付	/	/	/
ON/OFF			
計測時間			
体重			
体脂肪			
4：00			
5：00			
6：00			
7：00			
8：00			
9：00			
10：00			
11：00			
12：00			
13：00			
14：00			
15：00			
16：00			
17：00			
18：00			
19：00			
20：00			
21：00			
22：00			
23：00			
0：00			
1：00			
2：00			
3：00			
起床／就寝時間			
水の摂取量			
今日頑張ったこと 褒めてあげたいこと			
今日をやり直せるなら やってみること			

3週間、続けられたらずっと継続できると
言われています。今のペースで無理なく！

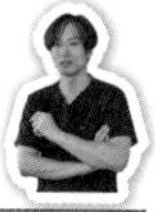

/	/	/	/

03 week

【今週の目標】

日付	/	/	/
ON/OFF			
計測時間			
体重			
体脂肪			
4：00			
5：00			
6：00			
7：00			
8：00			
9：00			
10：00			
11：00			
12：00			
13：00			
14：00			
15：00			
16：00			
17：00			
18：00			
19：00			
20：00			
21：00			
22：00			
23：00			
0：00			
1：00			
2：00			
3：00			
起床／就寝時間			
水の摂取量			
今日頑張ったこと 褒めてあげたいこと			
今日をやり直せるなら やってみること			

そろそろ体が変わってくる頃です。
これまでの自分の努力をほめてあげましょう！

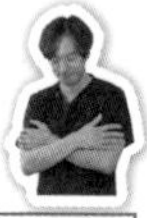

/	/	/	/

04 week

【今週の目標】

日付	／	／	／
ON/OFF			
計測時間			
体重			
体脂肪			
4：00			
5：00			
6：00			
7：00			
8：00			
9：00			
10：00			
11：00			
12：00			
13：00			
14：00			
15：00			
16：00			
17：00			
18：00			
19：00			
20：00			
21：00			
22：00			
23：00			
0：00			
1：00			
2：00			
3：00			
起床／就寝時間			
水の摂取量			
今日頑張ったこと 褒めてあげたいこと			
今日をやり直せるなら やってみること			

ついに、１か月を達成しました！
心も体も大きく変化していますよ！

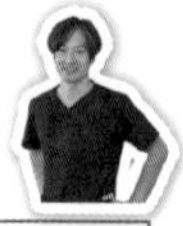

／	／	／	／

05 week

【今週の目標】

日付	/	/	/
ON/OFF			
計測時間			
体重			
体脂肪			
4：00			
5：00			
6：00			
7：00			
8：00			
9：00			
10：00			
11：00			
12：00			
13：00			
14：00			
15：00			
16：00			
17：00			
18：00			
19：00			
20：00			
21：00			
22：00			
23：00			
0：00			
1：00			
2：00			
3：00			
起床／就寝時間			
水の摂取量			
今日頑張ったこと 褒めてあげたいこと			
今日をやり直せるなら やってみること			

ストレスによる食べ過ぎには注意。
OFFの日は好きなものを食べてご褒美タイムを。

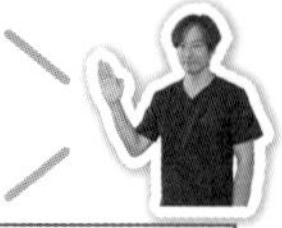

/	/	/	/

06 week

【今週の目標】

日付	/	/	/
ON/OFF			
計測時間			
体重			
体脂肪			
4：00			
5：00			
6：00			
7：00			
8：00			
9：00			
10：00			
11：00			
12：00			
13：00			
14：00			
15：00			
16：00			
17：00			
18：00			
19：00			
20：00			
21：00			
22：00			
23：00			
0：00			
1：00			
2：00			
3：00			
起床／就寝時間			
水の摂取量			
今日頑張ったこと 褒めてあげたいこと			
今日をやり直せるなら やってみること			

３か月の半分を過ぎました！　このペースで
無理なく、淡々と継続していきましょうね。

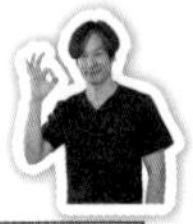

／	／	／	／

07 week

【今週の目標】

日付	/	/	/
ON/OFF			
計測時間			
体重			
体脂肪			
4：00			
5：00			
6：00			
7：00			
8：00			
9：00			
10：00			
11：00			
12：00			
13：00			
14：00			
15：00			
16：00			
17：00			
18：00			
19：00			
20：00			
21：00			
22：00			
23：00			
0：00			
1：00			
2：00			
3：00			
起床／就寝時間			
水の摂取量			
今日頑張ったこと 褒めてあげたいこと			
今日をやり直せるなら やってみること			

「停滞期」は体が減量に抵抗している状態。
つまりダイエットが成功している証です。

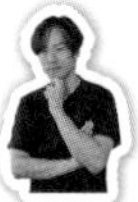

/	/	/	/

08 week

【今週の目標】

日付	／	／	／
ON/OFF			
計測時間			
体重			
体脂肪			
4：00			
5：00			
6：00			
7：00			
8：00			
9：00			
10：00			
11：00			
12：00			
13：00			
14：00			
15：00			
16：00			
17：00			
18：00			
19：00			
20：00			
21：00			
22：00			
23：00			
0：00			
1：00			
2：00			
3：00			
起床／就寝時間			
水の摂取量			
今日頑張ったこと 褒めてあげたいこと			
今日をやり直せるなら やってみること			

体重や体形の変化だけでなく、
心の変化も感じ取りましょうね。

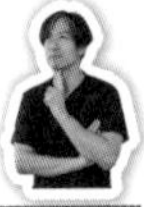

/	/	/	/

09 week

【今週の目標】

日付	/	/	/
ON/OFF			
計測時間			
体重			
体脂肪			
4：00			
5：00			
6：00			
7：00			
8：00			
9：00			
10：00			
11：00			
12：00			
13：00			
14：00			
15：00			
16：00			
17：00			
18：00			
19：00			
20：00			
21：00			
22：00			
23：00			
0：00			
1：00			
2：00			
3：00			
起床／就寝時間			
水の摂取量			
今日頑張ったこと 褒めてあげたいこと			
今日をやり直せるなら やってみること			

2か月経過！　頑張っている自分を
認めて、ほめてあげましょうね。

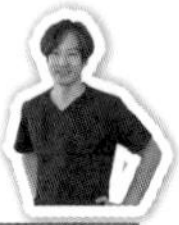

/	/	/	/

10 week

【今週の目標】

日付	/	/	/	
ON/OFF				
計測時間				
体重				
体脂肪				
4：00				
5：00				
6：00				
7：00				
8：00				
9：00				
10：00				
11：00				
12：00				
13：00				
14：00				
15：00				
16：00				
17：00				
18：00				
19：00				
20：00				
21：00				
22：00				
23：00				
0：00				
1：00				
2：00				
3：00				
起床／就寝時間				
水の摂取量				
今日頑張ったこと褒めてあげたいこと				
今日をやり直せるならやってみること				

ゴールはもう少し！　あと少し焦らず、
自分のペースで進みましょうね。

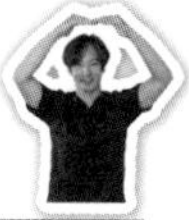

/	/	/	/

11 week

【今週の目標】

日付	/	/	/
ON/OFF			
計測時間			
体重			
体脂肪			
4：00			
5：00			
6：00			
7：00			
8：00			
9：00			
10：00			
11：00			
12：00			
13：00			
14：00			
15：00			
16：00			
17：00			
18：00			
19：00			
20：00			
21：00			
22：00			
23：00			
0：00			
1：00			
2：00			
3：00			
起床／就寝時間			
水の摂取量			
今日頑張ったこと 褒めてあげたいこと			
今日をやり直せるなら やってみること			

残り１週です！　あなたの努力と決意は、
確実に結果として表れているはずです。

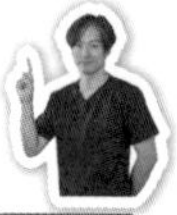

／	／	／	／

12 week

【今週の目標】

日付	/	/	/
ON/OFF			
計測時間			
体重			
体脂肪			
4：00			
5：00			
6：00			
7：00			
8：00			
9：00			
10：00			
11：00			
12：00			
13：00			
14：00			
15：00			
16：00			
17：00			
18：00			
19：00			
20：00			
21：00			
22：00			
23：00			
0：00			
1：00			
2：00			
3：00			
起床／就寝時間			
水の摂取量			
今日頑張ったこと 褒めてあげたいこと			
今日をやり直せるなら やってみること			

90日間、本当によく頑張りました！
ここまで頑張ったあなたを誇りに思います。

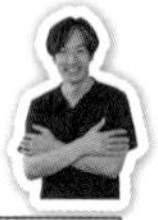

/	/	/	/

13 week

【今週の目標】

日付	/	/	/
ON/OFF			
計測時間			
体重			
体脂肪			
4：00			
5：00			
6：00			
7：00			
8：00			
9：00			
10：00			
11：00			
12：00			
13：00			
14：00			
15：00			
16：00			
17：00			
18：00			
19：00			
20：00			
21：00			
22：00			
23：00			
0：00			
1：00			
2：00			
3：00			
起床／就寝時間			
水の摂取量			
今日頑張ったこと 褒めてあげたいこと			
今日をやり直せるなら やってみること			

［著者］

野上　浩一郎（のがみ・こうういちろう）

治療家・ダイエットコーチ・バランス整骨院 中原院長
2015年に神奈川県で整骨院を開業し、「痛みと同じくらい肥満に悩む人が多い」と気づき、ダイエット指導を開始。「あの治療院に通うと本当に痩せる！」という口コミが地域の保育園や幼稚園、口コミサイトなどで一気に広まり、予約が取れない治療院へ。コロナ禍でスタートした90日間のオンライン・ダイエットプログラムでは参加者のダイエット成功実績は92.3%。のべ3万人の施術経験と、700人のダイエット指導実績あり。初の著書『3か月で自然に痩せていく仕組み』（ダイヤモンド社）が約8万部（電子書籍含む）に。「この本のおかげで痩せられた！」の声も多数寄せられている。

■野上浩一郎・公式サイト／各種SNSはこちら
https://k-nogami.com/info

3か月で自然に痩せていく仕組み　実践BOOK
――マネするだけで、スルスル痩せる！

2024年1月9日　第1刷発行
2024年1月25日　第2刷発行

著　者――――野上浩一郎
発行所――――ダイヤモンド社
〒150-8409　東京都渋谷区神宮前6-12-17
https://www.diamond.co.jp/
電話／03･5778･7233（編集）　03･5778･7240（販売）
装丁――――――岩永香穂（MOAI）
本文デザイン――那須彩子（苺デザイン）
イラスト―――――ながのまみ
写真――――――松園多聞
校正――――――島月拓／NA Lab.
ＤＴＰ―――――エヴリ・シンク
製作進行――――ダイヤモンド・グラフィック社
印刷／製本―――ベクトル印刷
レシピ部分の栄養監修―前田量子
編集協力――――森本裕美
編集担当――――井上敬子

ISBN 978-4-478-11793-4